全国普通高等教育“十三五”食品科学与工程专业院校规划教材
食品科学与工程专业实验实习指导用书

微生物学实验指导

主　编　刘仁华
编　委（以姓氏笔画为序）
刘仁华　刘正学　杜慧慧　肖国生　郭冬琴

中国中医药出版社
·北　京·

图书在版编目（CIP）数据

微生物学实验指导/刘仁华主编. --北京：中国中医药出版社，2019.8

食品科学与工程专业实验实习指导用书

ISBN 978-7-5132-5519-6

Ⅰ.①微… Ⅱ.①刘… Ⅲ.①微生物学-实验-高等学院-教学参考资料 Ⅳ.①Q93-33

中国版本图书馆 CIP 数据核字（2019）第 060367 号

中国中医药出版社出版

北京经济技术开发区科创十三街 31 号院二区 8 号楼

邮政编码 100176

传真 010-64405750

河北纪元数字印刷有限公司印刷

各地新华书店经销

开本 787×1092 1/16 印张 7.5 字数 156 千字

2019 年 8 月第 1 版 2019 年 8 月第 1 次印刷

书号 ISBN 978-7-5132-5519-6

定价 29.00 元

网址 www.cptcm.com

社 长 热 线 010-64405720

购 书 热 线 010-89535836

维 权 打 假 010-64405753

微信服务号 zgzyycbs

微商城网址 https://kdt.im/LIdUGr

官 方 微 博 http://e.weibo.com/cptcm

天猫旗舰店网址 https://zgzyycbs.tmall.com

如有印装质量问题请与本社出版部联系（010-64405510）

全国普通高等教育“十三五”食品科学与工程专业院校规划教材

《食品科学与工程专业实验实习指导用书》丛书编委会

序

现代高等教育自诞生之日起始终伴随着争论与改革，在探索、改革、发展中一路走来。在现代大学制度下，食品科学与工程专业的人才培养不论是从结构上、质量上、水平上都无法同国家战略对食品人才的需求匹配，无法满足经济结构调整、行业转型升级、产业换档提速的发展要求，存在人力资源供给和产业需求脱节现象。因此，有必要根据21世纪国内外教学改革的发展方向，在原有基础上着眼于不断充实相关学科的新知识，在新的高度上将新知识以及社会发展的新要求体现于实验实训教材之中。为此，我们编写了《食品科学与工程专业实验实习指导用书》。

重庆三峡学院为重庆市首所倡导“绿色教育理念”、力推“绿色教育产教融合”的本科院校。食品科学与工程专业是国家首批卓越农林人才教育培养计划改革试点专业，重庆市“三特行动计划”特色专业，中美产教融合+高水平应用型高校建设专业。多年的研究和实践教学表明：高等教育中院校教育改革的核心是建立符合学科特点和人才成长规律的课程体系，并以恰当的形式付诸实践，其中，如何使理论课程学习和相应的基本实践技能培训共同提高、全面发展，尤其值得关注。

《食品科学与工程专业实验实习指导用书》包括《化学综合实验指导》《微生物学实验指导》《三峡库区特色食品检测与分析综合实验指导》《食品工艺学实验指导》四个分册，集食品科学与工程等相关专业的主体实验内容、实习实训内容于一体，是食品科学与工程学理论与生产实践相结合的产物，是综合性与实践性很强的专业实验实习。以产业发展对人才需求为导向，产学研用相融合，将“科研促教学、科研转化教学”“绿色理念”“三峡库区特色优势生物资源”有机地贯穿于实验教材中，全力铸就“三峡”“绿色”“应用”三大品牌，改革教学内容和课程体系，使教育链、人才链与产业链、创新链有机衔接，实现专业链与产业链、课程内容与职业标准、教学过程与生产过程对接，提高本科生的实践能力、科研能力、创新能力，立足于服务区域经济社会发展的应用型人才培养，为提升对食品科学与工程专业人才培养和食品经济发展的贡献而努力。编写本套教材的目的是培养学生具备食品检验和食品加工的基础实验技能，提高学生从事食品开发的能力，结合实习实训和毕业设计（论文），完成食品工程师和食品检验师所具备的基本能力训练。

本套教材能够顺利完成，得益于各位参与者的辛勤努力和无私奉献，也得益于教育部“国家卓越农林人才教育培养计划（实用技能型）改革试点项目”、重庆市教育委员会“三特行动计划”特色专业、重庆三峡学院生物与食品基础实验教学中心和重庆市教育委员会教育教学改革项目的支持与资助。此外，本套教材的编写也得到了重庆三峡学院有关部门和领导的关心与指导。在此谨以本套教材的付梓刊印向所有支持高等教育的人们致以崇高的敬意！

应当指出，由于本套教材倡导的教学内容和思路有一些尚处于研究探索阶段，尽管参加研究和编写的专家都本着对教学高度负责的态度，反复推敲，严格把关，但缺点和错误在所难免，恳请专家同道和广大师生批评指正，多提宝贵意见，以便今后修正、充实，日臻完善。

《食品科学与工程专业实验实习指导用书》编委会

2019年2月16日

前　言

微生物学是生命科学重要的组成部分，对生命科学的基础研究和重大发现都起到了决定性的作用。就其学科性质而言它又是一门实践性很强的学科。

微生物学实验是微生物学理论教学的重要补充，是微生物学的重要组成部分。进入21世纪以来，随着生命科学的飞速发展，无论理论研究还是应用生产，都要求有更新颖和实用的微生物学实验教程作指导。本实验指导是编者在参考有关院校的微生物学实验教材的基础上，针对重庆三峡学院位于三峡库区的区位特点，并结合教学科研及实验平台等实际情况，对实验内容重新整合和编撰，经过再三斟酌取舍编写而成，尤其是其中有《三峡库区道地药材基地土壤微生物的分离与纯化》等实验项目，具有非常鲜明的库区特色，可供食品、生物及园艺等相关专业师生参考。

本书由重庆三峡学院微生物学教研室全体教师参加编写，其中郭冬琴和肖国生负责编写实验三、杜慧慧和刘正学负责编写实验六，其余章节均由刘仁华负责编写，全书由刘仁华统稿。由于编者水平有限，书中谬误和遗漏在所难免，敬请读者多提宝贵意见和建议，以便今后修订和提高。

在编写过程中，生物与食品工程学院全体师生给予大力支持，在此表示感谢。

编　者

2018年8月

目 录

微生物学实验规则

一、实验前，要认真预习《微生物学实验指导》，了解实验原理和方法，熟悉实验仪器设备的构造、原理、性能和操作方法。

二、进入实验室必须保持安静，严禁喧哗。不准吸烟，不准随地吐痰，不准乱扔杂物。实验完毕后，整理实验用品，擦净桌面，清理水槽，打扫卫生，保持整洁。

三、爱护实验室所有仪器设备、标本、实验材料和设施，珍惜耗材，节约用水、用电。

四、实验过程中，要听从教师的指导，遵守各项规章制度，严格按照操作规程进行实验，认真记录各类实验原始数据和图表，不得抄袭他人实验报告。

五、实验中要注意安全，特别在使用有毒药品，易燃、易爆品，病原微生物和电器设备等，应在实验教师指导下进行，严防事故发生。

六、做完实验后，借用或分配用的仪器应归还教师后方可离去。如有损坏仪器设备，应及时报告教师，并按规定登记，视情节进行处理或赔偿。

七、非本次实验的仪器设备，不得擅自动用，如有损坏者，除作书面检查外，再视情节和态度，予以批评教育或纪律处分，并责令赔偿该仪器价值的一部分或全部。

八、本规则适用于在微生物学实验室进行实验和研究的各类学生及进修教师。

第一部分 微生物学基础性实验模块

实验一 普通光学显微镜的使用及细菌三型的观察

显微镜是学习微生物的重要工具，因为微生物的个体微小，必须用结构精密、放大倍数高的显微镜才能了解其个体的形态特征及其繁殖方式。研究和观察微生物的显微形态需要正确并熟练地掌握显微镜的使用方法。本实验通过观察细菌三种常见形态的染色涂片标本，重点学习和掌握油镜的使用方法。

显微镜的总放大倍数等于目镜放大率和物镜放大率的乘积。但显微镜性能优劣，不能只依据其放大倍数的高低，最主要是需要看其辨析细微结构的能力，即性能良好的显微镜必须使观察的物体放大倍数高且清晰。

显微镜辨析细微结构的能力可用分辨率来表示。能辨析的细微结构愈小，则分辨率愈高。分辨率的高低，首先取决于物镜的性能，其次为目镜和聚光镜的性能。

【目的要求】

1. 熟悉普通光学显微镜的各部分结构及功能。
2. 掌握油镜的使用和保养方法以及细菌三型的观察方法。

【基本原理】

现代普通光学显微镜利用目镜和物镜两组透镜系统来放大成像，故又常被称为复式显微镜。它们由机械装置部分和光学系统部分两部分组成。其中机械部分包括镜座、镜身、镜筒、物镜转换器、推动器、载物台、粗调螺旋和微调旋钮等部件。光学部分包括目镜、物镜、聚光镜、反光镜和虹彩光圈等。具体各部分的功能如下（图 1－1）：

一、显微镜的机械装置部分

1. 镜座：镜座是显微镜的基本支架，它由底座和镜臂两部分组成。其上面连接有载物台和镜筒，用它来安装光学放大系统的各个部件。

2. 镜筒：镜筒上接目镜，下接转换器，形成目镜与物镜（转换器下方）间的暗室。

从物镜的后缘到镜筒尾端的距离称为机械筒长。因为物镜的放大率是对一定的镜筒长度而言的。镜筒长度变化，放大倍率和成像质量都会发生变化。因此，使用显微镜时，不能任意改变镜筒长度。国际上将显微镜标准筒长定为160mm，此数字标在物镜外壳上。

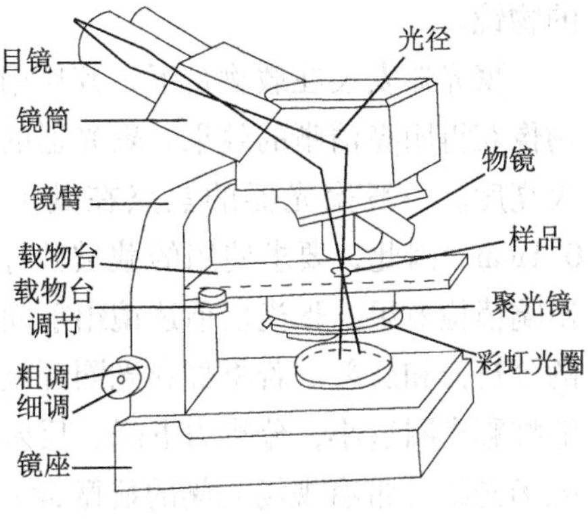

图1-1　光学显微镜的构造及成像原理示意图

3. 物镜转换器： 物镜转换器上可安装3~4个接物镜，一般是三种接物镜（低倍、高倍和油镜）。通常显微镜装有四个物镜。转动转换器，可以按需要将其中的任何一个接物镜和镜筒接通，与镜筒上面的接目镜构成一个放大系统。

4. 载物台： 载物台中央有一孔，为光线通路。在台上装有弹簧标本夹和推动器，其作用为移动或固定标本的位置，使得镜检对象正好位于视野中央。

5. 推动器： 是移动标本的机械装置，它是由一横一纵两个推进齿轴的金属架构成的，好的显微镜在纵横架杆上刻有刻度标尺，构成很精密的平面坐标系。如需重复观察已检查标本的某一部分，首次检查时，可记下标尺数值，以后按该数值移动即可找到原来位置。

6. 粗动螺旋： 是移动镜筒调节接物镜和标本间距离的部件，老式显微镜粗螺旋向前旋，镜头下降接近标本。目前使用的大多数新式显微镜镜检时，右手向前旋转，载物台即可上升，让标本接近物镜，反之即下降，标本远离物镜。

7. 微动螺旋： 用粗动螺旋只可粗放地调节焦距，要得到清晰物像，需要用微动螺旋仔细调节。微动螺旋每转一圈镜筒移动0.1mm（100μm）。目前新产的较高档次的显微镜的粗动螺旋和微动螺旋是共轴的。

二、显微镜的光学系统部分

显微镜的光学系统由反光镜、聚光器、接物镜和接目镜等组成，光学系统使物体放大，形成物体放大像。

1. 反光镜： 较早的普通光学显微镜是用自然光检视物体，在镜座上装有反光镜。反光镜是由一平面和另一凹面的镜子组成，可以将投射在它上面的光线反射到聚光器透镜的中央，照亮标本。不用聚光器时用凹面镜，起会聚光线的作用。用聚光器时，用平面镜。目前较高档次的显微镜镜座上装有光源，并有调节螺旋，通过调节电流大小来调节光照强度。

2. 聚光器： 聚光器在载物台下面，它是由聚光透镜、虹彩光圈和升降螺旋组成。聚光器可分为明视场聚光器和暗视场聚光器。普通光学显微镜配置的均为明视场聚光器，明视场聚光器有阿贝聚光器、齐明聚光器和摇出聚光器。其中齐明聚光器对色差、球差和慧差的校正程度很高，是明视场镜检中质量最好的聚光器，但它不适于4倍以下的物镜。

聚光器安装在载物台下，其作用是将光源经反光镜反射来的光线聚焦于样品上，使物像获得明亮清晰的效果。聚光器的高低可以调节，使焦点落在被检物体上，以得到最大亮度。一般聚光器的焦点在其上方1.25mm处，而其上升限度为载物台平面下方0.1mm。因此，要求使用的载玻片厚度应在0.8～1.2mm，否则被检样品不在焦点上，影响镜检效果。聚光器前透镜组前面还装有虹彩光圈，它可以开大和缩小，影响着成像的分辨力和反差。若将虹彩光圈开放过大，超过物镜的数值孔径时，便产生光斑；若收缩虹彩光圈过小，分辨力下降，反差增大。因此，在观察时，通过虹彩光圈的调节再把视场光阑（带有视场光阑的显微镜）开启到视场周缘的外切处，使不在视场内的物体得不到任何光线的照明，以避免散射光的干扰。

3. 物镜：安装在镜筒前端转换器上的接物透镜利用光线使被检物体第一次造像，物镜成像的质量，对分辨力有着决定性的影响。物镜的性能取决于物镜的数值孔径（numerical apeature，NA），每个物镜的数值孔径都标在物镜的外壳上，数值孔径越大，物镜的性能越好。

物镜种类很多，可从不同角度来分类。

由物镜前透镜与被检物体之间介质不同，可分：

（1）干燥系物镜：以空气为介质，如常用的40倍以下的物镜，数值孔径均小于1。

（2）油浸系物镜：常以香柏油为介质，又叫油镜头，放大率100倍，数值孔值大于1。

根据物镜放大率的高低，可分为：

（1）低倍物镜指1～6倍，NA值为0.04～0.15。

（2）中倍物镜指6～25倍，NA值为0.15～0.40。

（3）高倍物镜指25～63倍，NA值为0.35～0.95。

（4）油浸物镜指90～100倍，NA值为1.25～1.40。

根据物镜像差校正的程度来分类可分为：

（1）消色差物镜：是最常用的物镜，外壳上标有“Ach”字样，该物镜可以除红光和青光形成的色差。镜检时通常与惠更斯目镜配合使用。

（2）复消色差物镜：物镜外壳上标有“Apo”字样，除能校正红、蓝、绿三色光的色差外，还能校正黄色光造成的相差，通常与补偿目镜配合使用。

（3）特种物镜：在上述物镜基础上，为达到某些特定观察效果而制造的物镜，如带校正环物镜、带视场光阑物镜、荧光物镜、相差物镜、无罩物镜、无应变物镜、长工作距离物镜等。目前在研究中常用的物镜还有平场物镜、超平场物镜、平场复消色差物镜、超平场复消色差物镜、半复消色差物镜等。

4. 目镜：其作用是把物镜放大了的实像再放大一次，并把物像映入观察者眼中。目镜的结构较物镜简单，普通光学显微镜的目镜通常由两块透镜组成，上端一块透镜称“接目镜”，下端的透镜称“场镜”。上下透镜之间或在两个透镜下方，装有由金属制的环状光阑或叫“视场光阑”，物镜放大后的中间像就落在视场光阑平面处，所以其上可安置目镜测微尺。

普通光学显微镜常用的目镜为惠更斯目镜（Huygens eyepiece），如要进行研究用时，一般选用性能更好的目镜，如平场目镜、补偿目镜和广视场目镜。照相时选用照相目镜。

三、显微镜的性能

显微镜分辨能力的高低决定于光学系统的各种条件。被观察的物体必须放大率高，而且清晰，物体放大后，能否呈现清晰的细微结构，首先取决于物镜的性能，其次为目镜和聚光镜的性能。

1. 数值孔径：也叫镜口率或开口率，简写为 NA，在物镜和聚光器上都标有它们的数值孔径，数值孔径是物镜和聚光器的主要参数，也是判断它们性能的最重要指标。数值孔径和显微镜的各种性能有密切的关系，它与显微镜的分辨力成正比，与焦深成反比，与镜像亮度的平方根成正比。数值孔径可用下式表示：

$$N_A = n \cdot sin\alpha$$

式中 n 表示物镜与标本之间的介质折射率；α 表示物镜的镜口角。所谓镜口角是指从物镜光轴上的物点发出的光线与物镜前透镜有效直径的边缘所张的角度（图 1－2）。

镜口角 α 总是小于 180°，θ 为 $\alpha/2$。因为空气的折射率为 1，所以干燥物镜的数值孔径总是小于 1，一般为 0.05～0.95；油浸物镜如用香柏油（折射率为 1.52）浸没，则数值孔径最大可接近 1.5。虽然理论上数值孔径的极限等于所用浸没介质的折射率，但实际上从透镜的制造技术看，不可能达到极限。通常在实用范围内，高级油浸物镜的最大数值孔径是 1.4。

几种物质的介质的折射率为：空气为 1.0，水为 1.33，玻璃为 1.5，甘油为 1.47，香柏油为 1.52。介质折射率对物镜光线通路的影响见图 1－3。

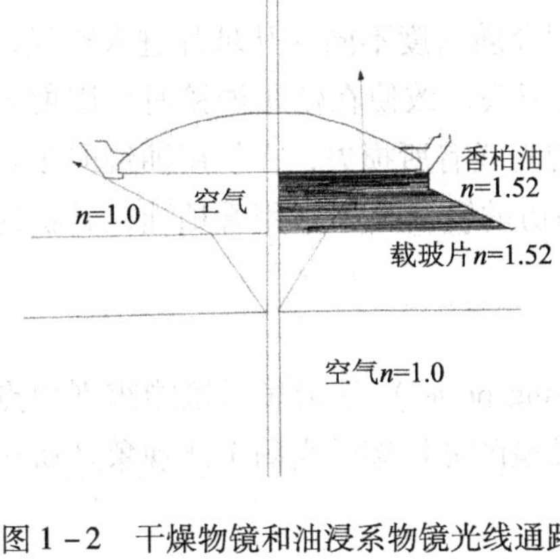

图 1－2　干燥物镜和油浸系物镜光线通路

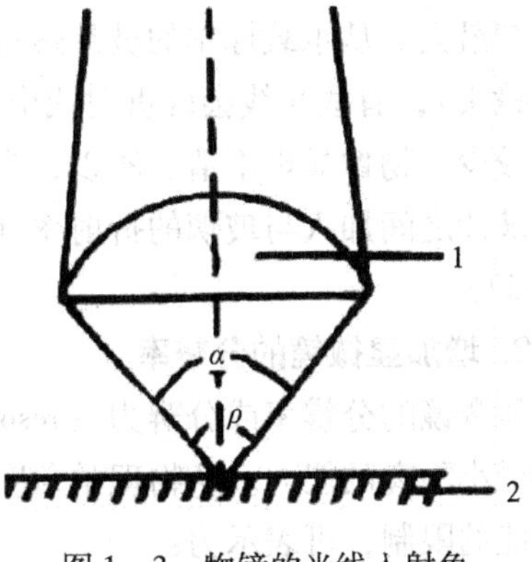

图 1－3　物镜的光线入射角

2. 分辨力：分辨力 D 可用下式表示：

$$D = \lambda / 2N_A$$

可见光的波长为 0.4～0.7μm，平均波长为 0.55μm。若用数值孔为 0.65 的物镜，

则 $D=0.55\mu m/2\times0.65=0.42\mu m$。这表示被检物体在 0.42μm 以上时可被观察到，若小于 0.42μm 就不能视见。如果使用数值孔径为 1.25 的物镜，则 $D=2.20\mu m$。凡被检物体长度大于这个数值，均能视见。由此可见，D 值愈小，分辨力愈大，物像愈清楚。根据上式，可通过减低波长、增大折射率、加大镜口角来提高分辨力。紫外线作光源的显微镜和电子显微镜就是利用短光波来提高分辨力以检视较小的物体的。物镜分辨力的高低与造像是否清楚有密切的关系。目镜没有这种性能。目镜只放大物镜所造的像。

3. 放大率： 显微镜放大物体，首先经过物镜第一次放大造像，目镜在明视距离造成第二次放大像。放大率就是最后的像和原物体两者体积大小之比例。因此，显微镜的放大率（V）等于物镜放大率（V_1）和目镜放大率（V_2）的乘积，即：

$$V=V_1\times V_2$$

4. 焦深： 在显微镜下观察一个标本时，焦点对在某一像面时，物像最清晰，这个像面为目的面。在视野内除目的面外，还能在目的面的上面和下面看见模糊的物像，这两个面之间的距离称为焦深。物镜的焦深和数值孔径及放大率成反比，即数值孔径和放大率愈大，焦深愈小。因此，调节油镜比调节低倍镜要更加仔细，否则容易使物像被略过而找不到。

四、光学显微镜的成像原理

显微镜的放大是通过透镜来完成的，单透镜成像具有像差，影响像质。由单透镜组合而成的透镜组相当于一个凸透镜，放大作用更好。在显微镜的光学系统中，物镜的性能最为关键，它直接影响着显微镜的分辨率，而在普通光学显微镜通常配置的几种物镜中，油镜的放大倍数最大，对微生物学研究最为重要。与其他物镜相比，在使用油镜时需要在载玻片与镜头之间加滴镜油，这主要有两方面的原因：

1. 增加照明亮度

油镜的放大倍数可达 100 倍，这样大倍数镜头的焦距很短，直径很小，但所需光照强度却最大。从承载标本的玻片透过来的光线，因介质密度不同（从玻片进入空气，再进入镜头），有些光线会因折射或全反射不能进入镜头，致使在使用油镜时会因射入的光线较少，物像显现不清。所以，为了不使通过的光线有所损失，在使用油镜时须在油镜与玻片之间加入与玻璃的折射率（n = 1.55）相仿的镜油（通常用香柏油，其折射率为 1.52）。

2. 增加显微镜的分辨率

显微镜的分辨率或分辨力（resolution or resolving power）是指显微镜能辨别两点之间的最小距离的能力。从物理学角度看，光学显微镜的分辨率受光的干涉现象及所用物镜性能的限制，可表示为：

$$D=\lambda/2N_A$$

式中 λ 为光波波长；N_A 为物镜的数值孔径值。

光学显微镜的光源不可能超出可见光的波长范围（0.4 ~ 0.7μm），而数值孔径值则取决于物镜的镜口角和玻片与镜头间介质的折射率，可表示为：

$$N_A = n \times \sin\alpha$$

式中，α 为光线最大入射角的半数，总是小于180°。它取决于物镜的直径和焦距，一般来说在实际应用中最大只能达到120°，而 n 为介质折射率。由于香柏油的折射率（1.52）比空气及水的折射率（分别为1.0和1.33）要高，因此以香柏油作为镜头与玻片之间介质的油镜所能达到的数值孔径值（N_A一般在1.2～1.4）要高于低倍镜、高倍镜等干镜（N_A都低于1.0）。若以可见光的平均波长0.55μm来计算，数值孔径通常在0.65左右的高倍镜只能分辨出距离不小于0.4μm的物体，而油镜的分辨率可达到0.2μm左右。

五、显微镜操作规程

显微镜是精密贵重的仪器，务必严格遵守以下操作规程。

1. 取镜。打开镜箱，右手握住镜臂，左手托住镜座，轻轻放在桌上。

2. 检查各部位零件是否完好，用纱布把镜身擦干净。接物镜、接目镜用擦镜纸擦拭。

3. 调节光线。将低倍镜转至镜筒下方，转动粗调节器，使镜头离载物台1cm，开放光圈，升高聚光器，调节反光镜（一般在自然光下用平面反光镜），使视野内有均等的光线。水浸标本应用较弱的光线，染色标本宜用强光。

4. 将标本置于载物台上，使之正好在接物镜的下方。

5. 低倍镜观察。转动粗调节器使物镜向下降至距标本0.5cm处，从目镜处观察，同时转动粗调节器使镜筒慢慢升起，待看到物像时，再用细调调至清晰为止（初学者要注意分辨聚光器上或载物片或镜头上面的灰尘，以免误认为是待观察物）。

6. 高倍镜观察。在低倍镜下观察到的物体用推动器移至视野中央，然后移动转换器，将高倍镜直接转到镜筒下方，然后由接目镜观察，调节光圈及聚光器获得适当的照明，再转动细调节器可看见物像（不要转动粗调），并将要观察部分移至视野中央。

7. 油镜使用

（1）用粗调节器将镜筒升起约2cm，将油镜转至镜筒下方，加香柏油1滴于载玻片所要观察的部位。

（2）用粗调节器缓缓将镜筒转下，此时应从显微镜侧方注意观察，使油镜浸入油中，并与标本片几乎接触。

（3）调节聚光器、光圈，使得光线适宜，然后将粗调轻轻向后转动，使镜筒极其缓慢地上升，至能见到模糊物像为止。

（4）转动细调节器，使物像完全清晰。如上升时油镜已离开香柏油面，仍未见到物像，必须再从侧面注视，将油镜降下，重复操作，直到看清物像为止。必须用粗调节器找到模糊物像后再用细调节器调节至物像清楚，否则禁止用细调节器。

（5）油镜使用完毕后，将镜筒升起，取下载玻片，用一片擦镜纸擦镜头上的油，如用香柏油则再用一片擦镜纸蘸二甲苯少许，擦沾在镜头上的残存油渍。然后再用干净的擦镜纸小心地将二甲苯擦干净，以免黏合透镜的树脂或麻仁油溶解而损坏镜头。

（6）显微镜使用完毕后，应将镜头转成“八”字式，或将最低倍数镜头转至镜筒下方，再降下镜筒与聚光器，放平反光镜，擦去灰尘，放回箱中。

（7）显微镜应放在干燥阴凉的地方，不要放在强烈日光下照射。潮湿季节要经常擦镜头，或在镜匣内放上干燥剂——硅胶，以免长霉而损坏镜头。

【实验器材】

1. **菌种**：枯草芽孢杆菌（Bacillus subitilis）、金黄色葡萄球菌（Staphylococcus aureus）的染色装片标本若干。

2. **其他**：普通双目光学显微镜、香柏油、二甲苯和擦镜纸等。

【操作步骤】

一、观察前的准备

1. 将显微镜置于平稳实验台上，镜座距实验台边沿约为4cm。

2. 调节光源。将低倍物镜转到工作位置，把光圈完全打开，聚光器升至与载物台相距约1mm。转动反光镜采集光源，光线较强的天然光源宜用平面镜，光线较弱的天然光源或人工光源宜用凹面镜，对光至视野内均匀明亮为止。观察染色装片时，光线宜强；观察未染色装片时，光线不宜太强。

二、低倍镜观察染色装片

首先上升镜筒，将枯草芽孢杆菌染色装片置于载物台上，用标本夹夹住，将观察位置移至物镜正下方，物镜降至距装片0.5cm处，适当缩小光圈然后两眼从目镜观察，转动粗调节器使物镜逐渐上升（或使镜台下降）至发现物像时，改用细调节器调节到物像清楚为止。移动装片，把合适的观察部位移至视野中央。

三、高倍镜观察

眼睛离开目镜从侧面观察，旋转转换器，将高倍镜转至正下方，注意避免镜头与玻片相碰。再由目镜观察，仔细调节光圈，使光线的明亮度适宜。用微调校正焦距使物镜清晰。将最适宜观察部位移至视野中央，绘图。不要移动装片位置，准备用油镜观察。

四、油镜观察

1. 升起镜筒约2cm，将油镜转至正下方。在玻片标本的镜检部位（镜头的正下方）滴1滴香柏油。

2. 从侧面观察，小心地慢慢降下镜筒，使油镜浸在油中至油圈不扩大为止，镜头几乎与装片接触，但不可压及装片，以免压碎玻片，损坏镜头。

3. 将光线调亮，左眼从目镜观察，用粗调将镜筒缓慢上升（切忌反方向旋转），当视野中有物像出现时，再用细调节器校正焦距。如因镜头下降未到位或镜头上升太快未找到物像，必须再从侧面观察，将油镜降下，重复操作直至物像看清。仔细观察并绘图。

4. 再次观察。升起镜筒，换上金黄色葡萄球菌染色装片，依次用低倍镜、高倍镜和油镜观察，绘图。重复观察时可比第一次少加香柏油。

五、后续工作

1. 移开物镜镜头。

2. 取下装片。

3. 清洁油镜。油镜使用完毕后，必须用擦镜纸擦去镜头上的香柏油，再用擦镜纸蘸少许二甲苯擦掉残留的香柏油，最后再用干净的擦镜纸擦干残留的二甲苯。

4. 擦净显微镜，将各部分还原。将接物镜呈“八”字形降下，不可使其正对聚光器，同时降下聚光器，转动反光镜使其镜面垂直于镜座。最后套上镜罩，对号放入镜箱中，置阴凉干燥处存放。

六、注意事项

显微镜是精密贵重的仪器，必须很好地保养。尤其是镜头的保护最为重要。镜头要保持清洁，只能用软而没有短绒毛的擦镜纸擦拭。擦镜纸要放在纸盒中，以防沾染灰尘。切勿用手绢或纱布等擦镜头。物镜在必要时可以用溶剂清洗，但要注意防止溶解固定透镜的胶固剂。根据不同的胶固剂，可选用不同的溶剂，如乙醇、丙酮和二甲苯等，其中最安全的是二甲苯。方法是用脱脂棉花团蘸取少量的二甲苯，轻擦，并立即用擦镜纸将二甲苯擦去，然后用洗耳球吹去可能残留的短绒。目镜是否清洁可以在显微镜下检视。转动目镜，如果视野中可以看到污点随着转动，则说明目镜已沾有污物，可用擦镜纸擦拭接目的透镜。如果还不能除去，再擦拭下面的透镜，擦过后用洗耳球将短绒吹去。在擦拭目镜或由于其他原因需要取下目镜时，都要用擦镜纸将镜筒的口盖好，以防灰尘进入镜筒内，落在镜筒下面的物镜上。显微镜用完后要放回原来的镜箱或镜柜中，具体要注意下列事项：

1. 使用油镜必须按先用低倍镜和高倍镜观察，再用油镜观察。

2. 下降镜头时，一定要从侧面注视，切忌用眼睛对着目镜，边观察边下降镜头的错误操作，以免压碎玻片而损坏镜头。

3. 使用二甲苯擦镜头时，注意二甲苯不能过多，因为二甲苯等清洁剂会溶解固定透镜的树脂，对镜头造成损伤。

4. 勿将显微镜与酸、碱及挥发性药品放在一起。

5. 避免阳光暴晒，以免在高温下胶固剂溶解或变形，使透镜脱落。

6. 显微镜应存放在干燥地点，雨季应在箱内放置硅胶以吸收水分。

7. 显微镜不能随便拆卸，镜头用专用镜头纸擦拭，切忌用其他纸擦拭镜头，以免使镜头沾上汗渍、油物或产生划痕，影响观察。

8. 注意保持显微镜洁净，用擦镜纸清洁其他物镜及目镜，用绸布清洁显微镜金属部件。

9. 将各部分还原，将光源灯亮度调至最低后关闭，或将反光镜垂直于镜座，将最低放大倍数的物镜转到工作位置，同时将载物台降到最低位置，并降下聚光器，调节好镜台上标本移动器的位置，罩上防尘套。

【实验报告】

1. 绘制出普通双目光学显微镜的外形图。
2. 绘制所观察到的细菌的三种形态，并注明菌名和放大倍数，最后写出实验报告。

【思考题】

1. 试列表比较低倍镜、高倍镜及油镜的差异。
2. 简述使用显微镜的完整步骤。
3. 油镜使用完毕后应注意哪些问题？

实验二　无菌操作及平板分离技术

【目的要求】

1. 了解无菌操作在接种过程中的重要性。
2. 掌握平板划线、斜面接种等几种常用的平板分离技术。

【基本原理】

为了获得生长良好的纯种微生物，将微生物接到适于它生长繁殖的人工培养基上或活的生物体内的过程叫接种。它是微生物研究中的一项最基本的操作技术。在微生物的分离培养、菌种鉴定、保藏菌种，以及形态特征、生理生化等研究中，都必须进行接种。接种时，为了确保纯种不污染杂菌，在整个接种过程中，必须进行严格的无菌操作。

培养基经高压灭菌后，用经过灭菌的工具（如接种针和接种环等）在无菌条件下接种含菌材料（如单菌落或菌悬液等）于培养基上，这个过程叫无菌接种操作。这一操作过程需要严格防止外界杂菌污染，保证纯培养的技术操作。如若操作不慎，会污染杂菌，最终将导致实验失败或菌种污染。

根据目的不同，可采用不同的接种方法，如斜面接种、平板接种、三点接种、穿刺接种和液体接种等。在不同的接种方法中，常需采用不同的接种工具，如接种环、接种针、移液管、滴管、涂布棒和玻璃刮铲等。

【实验器材】

1. 菌种：金黄色葡萄球菌（Staphylococcus aureus）、大肠杆菌（Escherichia coli）等。

2. 其他：牛肉膏蛋白胨培养基（斜面、液体、平板等）、接种环、接种针和酒精灯等。

【操作步骤】

一、接种工具准备

常用的几种工具（图2-1）：

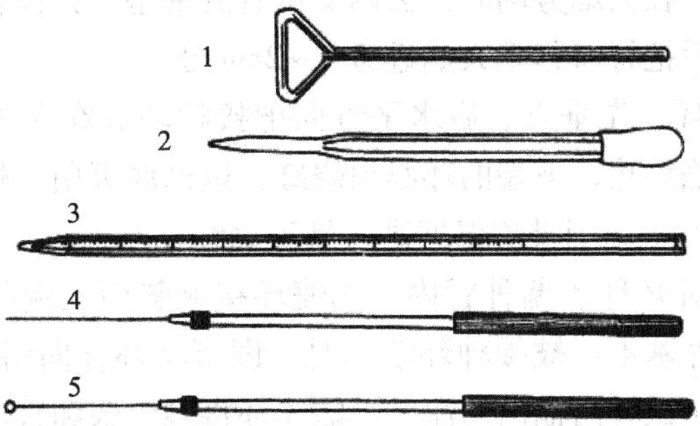

图2-1 常用接种工具

1. 涂布棒 2. 滴管 3. 吸量管 4. 接种针 5. 接种环

1. 涂布棒：用直径0.5cm的玻璃棒烧灼弯曲而成。用纸包裹严实，干热灭菌备用。

2. 滴管：用纸条包裹，干热灭菌备用。

3. 吸量管：在干燥洁净的吸量管上端1~2cm处，用尖头镊子塞入少许普通棉花（以防接种时将细菌吸入洗耳球中，或将洗耳球中细菌吹入管内），达到过滤除菌目的。用纸条包裹后干热灭菌备用。

4. 接种针、接种环：由金属丝和柄组成。金属丝要求软硬度合适，传热和散热快，不易氧化。一般常用铂金丝、镍丝，也可用直径0.5mm左右的细电炉丝、铅丝代替。柄常用铝棒和胶木棒做成（市面有售），也可用玻璃棒等代替。

二、常用的几种接种方法

常用的几种接种方法有划线接种法、三点接种法、液体接种法、穿刺接种法、浇混接种法、涂布接种法、注射接种法和活体接种法等。具体的操作方法如下：

（一）划线接种法

这是最常用的接种方法，即在固体培养基表面做来回直线移动，就可达到接种目的。常用接种工具有接种环、接种针等。斜面接种法和平板接种法中常用此法。

1. 斜面接种法：是从已生长好的菌种（包括从试管斜面、培养基平板和液体纯培养物中把菌移于斜面培养基上）挑取少量菌种把它移接到新鲜斜面培养基上的一种接种方法。这是微生物学中的最常用、最基本的技术之一。接种前，需在待接种试管上贴好标签，注明菌名及接种日期。接种最好在超净工作台内或无菌箱内进行（台面需要用

75%乙醇溶液擦净再加用紫外灯照射半小时以上），若无此条件，可在较清洁密闭的室内进行。室内应提前消毒，桌面要清洁，除去灰尘和杂物，用5%来苏尔溶液擦洗桌面。具体步骤如下（图2－2）：

（1）点燃酒精灯，火焰周围5～10cm处空间为无菌区，所以在酒精灯火焰旁进行无菌操作法接种，可避免杂菌污染。

（2）将菌种及接种用的斜面培养基（即两支斜面试管）同时握在左手中，使中指位于两试管之间。管内斜面向上，两试管之口平齐，两管处于接近水平位置，用右手的小指、无名指及手掌，在火焰旁同时拔去两支试管的棉塞，并使管口在火焰上通过，以烧去管口之杂菌。随后把管口移至火焰近旁1～2cm处。

（3）右手拿接种环，先垂直、后水平方向把接种环放在火焰上灼烧。凡需进入试管的杆部均应通过火焰灼热，下端的环心须烧红，以彻底灭菌。灼烧时，应把环放在酒精灯之外焰（氧化焰）上，因外焰温度高，易于烧红。

（4）将烧过的接种环伸入菌种管内，先使环接触斜面上端的培养基或管壁，使接种环充分冷却，待培养基不再被接种环溶化时，即可将环伸向斜面中部蘸取少量菌体，然后小心地将接种环从试管内抽出。注意不能让环接触管壁和管口。取出后，接种环不能通过火焰，在火焰旁抽出并迅速伸入新培养基管内，在斜面下1/5处，由下至上轻轻划线。注意不要把培养基划破，也不要把菌沾在管壁上。此过程要求迅速、准确完成。

（5）接种完毕，试管口须迅速通过火焰灭菌，在火焰旁塞入棉塞。注意不要使试管离开火焰去迎棉塞，以免带菌空气进入。操作中如不慎棉塞着火，只要迅速塞入试管内，由于缺氧火自然就会熄灭。若棉塞外端着火，不要用嘴吹，迅速用手捏几下棉塞，即可熄灭。

（6）划线完毕，接种环要灼烧灭菌，才能放回原处，以免污染环境。放回接种环后，再进一步把试管的棉塞塞紧。置28℃下培养2～3d后观察。

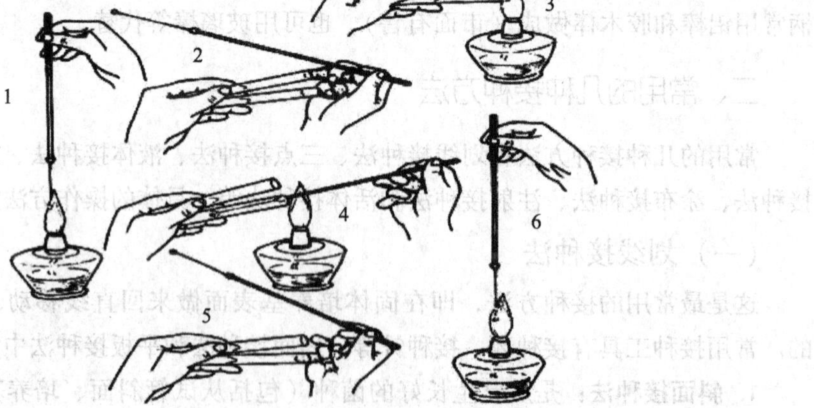

图2－2 斜面接种操作步骤

1. 接种针灭菌（外焰灼烧） 2. 拔棉塞 3. 管口灭菌 4. 接种 5. 塞棉塞 6. 接种针灭菌（使用完毕后）

2. 平板接种法： 即用接种环将菌种接种至平板培养基上，或用吸管接种定量的菌液至平板培养基上，再用无菌刮铲刮匀，然后培养。观察菌落形态、分离纯化菌种、活菌计数等常采用此方法。

根据实验的不同要求，可分以下几种接种法：

（1）斜面接平板：划线接种法（图2-3）。用接种环以无菌操作法从斜面菌苔上挑菌少许或以菌悬液接种。方法是用左手托起培养基平板，以拇指和食指夹住皿盖两侧，其余三个手指托住皿底，拇指稍向上掀盖即可打开一缝隙，右手把已取好菌的接种环迅速由缝隙伸入平板内，在培养基一侧做第一次平行的（或连续的）划线。划线接种的培养基必须事先倾倒好，需充分冷凝待平板稍干后方可使用。为便于划线，一般培养基不宜太薄，每皿倾倒约20mL培养基，培养基应厚薄均匀，平板表面光滑。

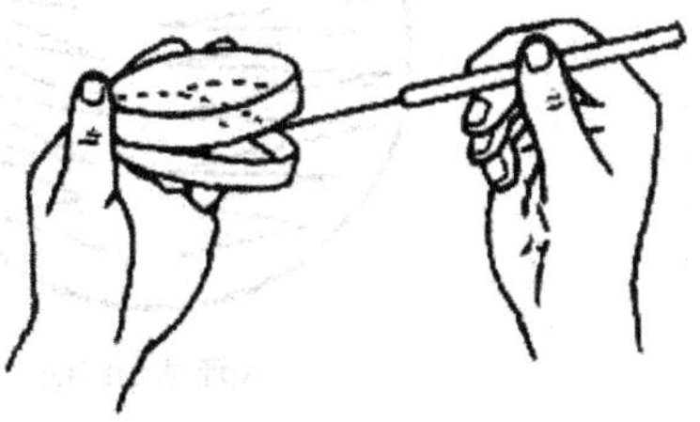

图2-3　划线接种法

划线接种法主要有连续划线法和分区划线法两种。连续划线法是从平板边缘一点开始，连续做波浪式划线直到平板的另一端为止，当中不需灼烧接种针上的菌。另一种是将平板分四区，故又称四分区划线法。划线时每次将平板转动60°~70°划线，每换一次角度，应将接种针上的菌烧死后，再通过上次划线处划线。具体的操作方法如下（图2-4）：

1）连续划线法：以无菌操作方式，用接种环直接取平板上待分离纯化的菌落。将菌种点种在平板边缘一处，取出接种环，烧去多余菌体。将接种环再次通过稍打开皿盖的缝隙伸入平板，在平板边缘空白处接触一下使接种环冷凉，然后从接种有菌的部位在平板上自左向右轻轻划线，划线时平板面与接种环面成30°~40°。以手腕力量在平板表面轻巧滑动划线，接种环不要嵌入培养基内划破培养基，线条要平行密集，充分利用平板表面积，注意勿使前后两条线重叠。划线完毕，关上皿盖。灼烧接种环，待冷凉后放置接种架上。培养皿倒置于适温的恒温箱内培养（以免培养过程皿盖冷凝水滴下，冲散已分离的菌落）。培养后在划线平板上观察沿划线处长出的菌落形态，涂片镜检为纯种后再接种于斜面。

2）分区划线法（四分区划线法）：取菌、接种、培养方法与“连续划线法”相似。本法划线接种时平板分4个区，故又称四分区划线法。其中第4区是单菌落的主要分布区，故其划线面积应最大。为防止第4区内划线与1、2、3区线条相接触，应使4区线条与1区线条相平行，这样区与区间线条夹角最好保持120°左右。先将接种环蘸取少量菌在平板1区划3~5条平行线，取出接种环，左手关上皿盖，将平板转动60°~70°，右手把接种环上多余菌体烧死，将烧红的接种环在平板边缘冷却，再按以上方法以1区划线的菌体为菌源，由1区向2区做第2次平行划线。第2次划线完毕，同时再把平皿转动60°~70°同样依次在3、4区划线。划线完毕，灼烧接种环，关上皿盖，同上法培养，在划线区观察单菌落。

本次实验在分离细菌的平板上选取单菌落，于牛肉膏蛋白胨平板上再次划线接种，使菌进一步纯化。划线接种后的平板，倒置于30℃恒温箱中培养24h后观察结果。

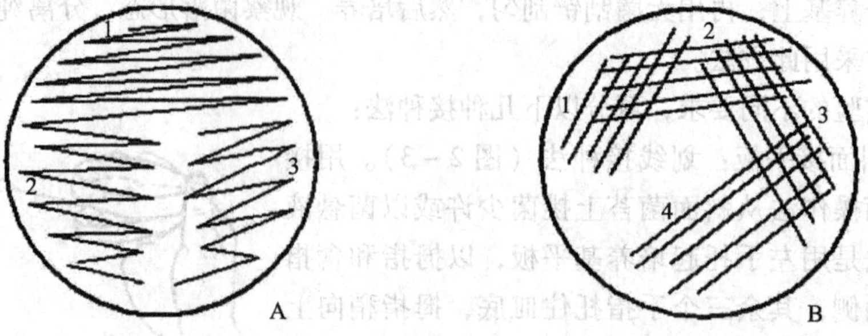

A.连续划线法　B.分区划线法（四分区划线法）

图2-4　划线接种方式

（2）液体接平板（涂布法）：即用灭菌吸管或滴管吸取定量的菌液接种至平板培养基上，然后用无菌刮铲涂匀，倒置于28℃温度下培养。此法用于微生物的分离、测数。

（3）平板接斜面：将平板上分离得到的单菌落，按无菌操作法分别移接到斜面培养基上以保存菌种。接种前，先选好典型单菌落，做好标记。以左手托住培养皿，并用拇指与食指掀起皿盖成缝隙，将灼烧过的接种环伸至菌落边的空白培养基处接触冷却，然后挑菌，移出接种环（靠近火焰无菌区），左手放下培养皿，换拿一支斜面培养基按斜面接种法进行接种。接种完毕，置28℃下培养2~3d观察结果。

（二）三点接种法

在研究霉菌形态时常用此法。要获得霉菌的单菌落，宜在平板上用三点接种法接种。此法即把少量的微生物接种在平板表面上，成等边三角形的三点，让它各自独立形成菌落后，观察、研究它们的形态。操作时，用接种针蘸取少量霉菌孢子，在琼脂平板上点接成等边三角形的三点。经培养后，每皿形成三个菌落。其优点是，不但在一个培养皿上同种菌落有三个重复，更重要的是，在菌落彼此相接近的边缘，常留有一条狭空白地带，此处菌丝生长稀疏，较透明，气生菌丝还分化出稀落的子实体器官，因此可以直接把培养皿放在低倍镜下观察子实体的形态特征，便于根据形态特点进行菌种的鉴定。这是单点接种法所难以做到的。除三点外，也有一点或多点进行接种的。具体操作步骤如下：

1. 倒平板：将已灭菌的马铃薯琼脂培养基放在水浴锅中充分加热溶化，待冷却至45℃左右（手握不觉得太烫为宜）后，用无菌操作法倒平板。

2. 贴标签：待平板凝固后，在培养皿底部贴上标签，注明菌名、日期等。

3. 三点接种：用接种针从菌种斜面上分别挑取少量菌种孢子（产黄青霉、黑曲霉等），点接到对应的平板上。一般以三点（∴）的形式接种。操作要点为：

（1）标明位置：欲使三点分布均匀，可用记号笔在平板底部以等边三角形状标上三点。

（2）取接种针：拿接种针，先在火焰上烧红灭菌，并在平板培养基的边缘冷却且蘸湿。

（3）蘸取孢子：将灭过菌并蘸湿的接种针伸入菌种管，用针尖蘸取少量霉菌孢子。

（4）点接：将接种针上蘸着的孢子以垂直的方向轻轻地点接平板培养基表面预先做好标记的部位。注意在点接时切勿刺破培养基。

4. 培养：将点接好的平板倒置于28℃恒温箱中培养。48h后开始观察生长情况。

（三）液体接种法

从固体培养基中将菌洗一下，倒入液体培养基中，或者从液体培养物中，用移液管将菌液接种至液体培养基中，或从液体培养物中将菌液移至固体培养基中，都可称为液体接种。具体操作如下：

1. 移液管的包装灭菌：移液管需单支包装，也可放入铜质或玻璃筒内灭菌。

2. 取移液管：取用单支纸包装的移液管时，可将移液管打有纸结一端的包装纸拧断，露出移液管的末端，取出移液管。

3. 移菌液：用无菌操作吸取所需的菌液。

4. 接种

（1）取待接培养液：左手拿待接种的三角烧瓶培养液（注意勿使瓶口朝天），并用右手的小指和手掌边拔出棉花塞或纱布通气塞，瓶口缓缓旋转过火。

（2）接种：将移液管伸入三角瓶内，慢慢放出菌液至所需的接种量，或将菌液全部吹入三角瓶培养液中，塞上棉塞。在液体菌种中，经常采用倒种方法，即将菌液试管中的菌种倒入待接三角烧瓶培养液中。

5. 移液管灭菌：将用过的移液管投入5%石炭酸缸内灭菌。

6. 扎口：如使用通气塞，则还应将塞子拉好，用棉纱绳以活结形式将通气塞扎牢。

7. 培养：将接种过的三角烧瓶置于恒温箱内或摇床上恒温培养24h后观察结果。

根据接种需要也可用斜面制成菌悬液或孢子悬液，再接入液体培养基中。制作悬液的方法如下：在固体斜面上加入1至数毫升无菌水，用接种环把斜面上的菌体或孢子洗一下，混匀即成菌悬液。混匀一般是采用振荡法或手搓法。

液体接种中所用的吸管用毕后，要注意不能随便放在工作台上，以免污染环境。可先将吸管放在吸管架上或高玻璃筒的消毒液中，工作完毕，再进行灭菌、清洗。

（四）浇混接种法（稀释倒平板法）

该法是将待接的微生物先放入培养皿中，然后再倒入冷却至45℃左右的固体培养基，迅速轻轻摇匀，这样菌液就达到稀释的目的。待平板凝固之后，置合适温度下培养，就可长出单个的微生物菌落。

（五）穿刺接种法

在保藏厌氧菌种或研究微生物的动力时常采用此法。做穿刺接种时，用的接种工具是接种针，用的培养基一般是半固体培养基。此法可用于测定细菌的运动能力。例如，具有鞭毛的细菌接种培养后，在培养基内可见到沿穿刺线位置向边缘扩散，生长成波浪形的混浊形状。此法也可用于测定细菌的生长与氧的关系，若此种微生物属好气性，则只在培养基上部生长，只见穿刺线之上部变混浊；若属厌氧性，则只见穿刺线之下部变混浊；若属兼性厌氧性，则沿着整条穿刺线均可见混浊。此外，穿刺接种法还可用于菌种保藏等方面。其接种方法同前，只是不用接种环而用接种直针接种。接种时，用接种针蘸取少量菌体后，直接从培养基中间插入，直插到接近管底但不要穿透培养基，再慢慢按原接种线拔出接种针。切勿搅动，以免使接种线不整齐而影响观察，甚至会因用力搅动造成空隙太大进入空气，使结果不准确。接种完毕，试管放入试管架置28℃下培养2~4d，观察结果。

（六）涂布接种法

涂布接种法与浇混接种略有不同，就是先倒好平板，让其凝固，然后再将菌液倒入平板上面，迅速用涂布棒在表面做来回左右的涂布，让菌液均匀分布，就可长出单个的微生物菌落。

（七）注射接种法

该法是用注射的方法将待接的微生物转接至活的生物体内，如人或其他动物中，常见的疫苗预防接种就是用注射接种接入人体来预防某些疾病。

（八）活体接种法

活体接种是专门用于培养病毒或其他病原微生物的一种方法，因为病毒必须接种于活的生物体内才能生长繁殖，所用的活体可以是整个动物，也可以是某个离体活组织，例如猴肾等，也可以是发育的鸡胚。接种的方式是注射，也可以是拌料喂养。

附：微生物菌落计数方法

微生物菌落计数方法（平板菌落计数法）：含菌样品的微生物经稀释分离培养后，每一个活菌细胞可以在平板上繁殖形成一个肉眼可见的菌落。故可根据平板上菌落的数目，推算出每克含菌样品中所含的活菌总数。

$$\text{每克样品中微生物的活细胞数} = \frac{\text{同一稀释度3个平板上菌落平均数} \times \text{稀释倍数}}{\text{含菌样品克数}}$$

一般由3个稀释度计算出的每克含菌样品中的总活菌数和同一稀释度出现的总活菌数均应很接近，不同稀释度平板上出现的菌落数应呈规律性地减少。如相差较大，表示操作不精确。通常以第2个稀释度的平板上出现50个左右菌落为好，也可用菌落计数器计数。

【实验报告】

记录实验结果，并写作实验报告。

【思考题】

1. 总结接种操作时的要点及注意事项。
2. 平板分离时四区划线法的要领是什么？

实验三　人体体表和实验室环境中微生物的检测

【目的要求】

1. 了解一定环境空气中、人体体表微生物的数量。
2. 比较来自不同场所与不同条件下细菌的数量和类型。
3. 学习并掌握人体体表、空气中微生物的基本检测方法。

【基本原理】

大气中由于灰尘、气流等的流动，人类生产活动，其他动物活动，以及植物体表的脱落物的影响等，空气中和人体体表常被微生物所污染。被微生物污染的空气和人体体表，是人类和动物呼吸道疾病及某些植物病害的传播途径。因此，了解并检测人体体表和空气中微生物的数量，对人类、畜禽防病，防治农作物病害等，都具有十分重要的现实意义。

平板培养基含有细菌生长所需要的营养成分，当取自不同来源的样品接种于培养基上，在适宜温度下培养1～2d内每一菌体即能通过多次细胞分裂而进行生长和繁殖，形成一个可见的细胞集群，称为菌落。每一种细菌所形成的菌落都有它自己的特点，例如菌落的大小，表面干燥或湿润、粗糙或光滑、隆起或扁平，边缘整齐或不整齐，菌落透明或半透明或不透明，颜色以及质地疏松或紧密等。因此，可通过平板培养来检查环境中细菌的数量和类型。当然，除细菌外，真菌也可以通过培养来检测，培养时间一般需要3～5d。

检测空气中微生物常用的方法主要有沉降法和滤过法两种。沉降法简便，但准确度较低；滤过法相对较烦琐，但准确性高。

Ⅰ 人体体表微生物的检查

【实验器材】

1. 培养基：牛肉膏蛋白胨固体培养基等。

2. 仪器或其他：无菌水，灭菌棉签，接种环，试管架，酒精灯，记号笔，平板等。

【操作步骤】

1. 取材

（1）手指（洗手前、洗手后）

1）分别在两个琼脂平板上标明洗手前与洗手后，以及姓名和日期等。

2）移去盖子，将未洗过的手指在琼脂平板的表面，轻轻地来回划线，盖上皿盖。

3）用肥皂和刷子，用力刷手，流水冲洗，干燥后，在另一琼脂平板表面来回移动，盖上皿盖。

（2）头发：剪掉一小段头发在无菌操作台里用无菌操作法放在平板内。

（3）脸颊

1）用灭菌棉签，蘸取少许灭菌水后在脸颊上轻轻滚动数次。

2）在无菌操作台里接种在平板上。

2. 培养：将所有的琼脂平板翻转，使平板底部朝上倒置于恒温培养箱37℃培养1~2d。

Ⅱ空气中微生物的检测——滤过法

【实验原理】

使一定体积的空气通过一定体积的某种无菌吸附剂（通常为无菌水，也可用肉汤液体培养基），然后用平板培养法培养吸附剂中的微生物，以平板上出现的菌落数计算空气中的微生物数。

【实验器材】

1. 器材：盛有50mL灭菌水的三角瓶1只、盛有4000mL水的蒸馏水瓶1只、1mL灭菌吸管1支、灭菌平板若干套、恒温培养箱等。

2. 培养基

（1）牛肉高蛋白胨培养基（检测细菌）见“培养基的配制与灭菌”。

（2）高氏1号培养基（检测放线菌）见“培养基的配制与灭菌”。

（3）马铃薯琼脂培养基（检测霉菌）见“培养基的配制与灭菌”。

【操作步骤】

1. 按图3－1滤过法装置示意图安装好过滤系统。

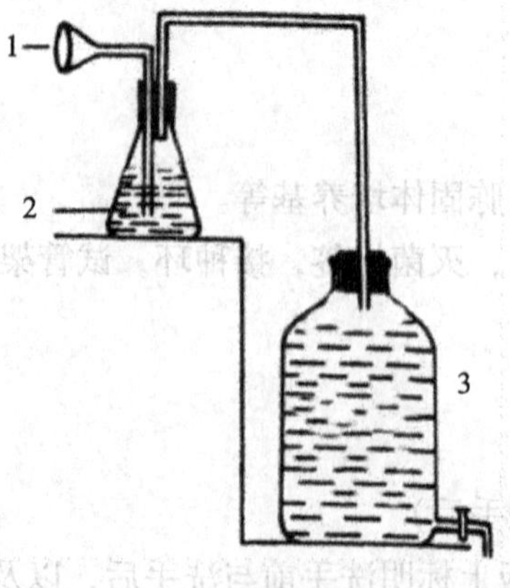

图3－1 滤过法装置示意图

1. 空气入口 2. 无菌水瓶（装灭菌水50mL） 3. 抽滤瓶（装水4L）

2. 打开准备盛装 4000mL 自来水的蒸馏水瓶下部水阀，使自来水缓缓流出，此时空气经漏斗口进入盛有 50mL 灭菌水的三角瓶。待 4000mL 自来水即将流尽后，则 4000mL 空气中的微生物已被吸附于 50mL 灭菌水；也可将空气滤过系统连接抽气泵，以每分钟 10L 的速度使空气通过定量肉汤液体培养基或无菌水，然后充分振荡，使细菌均匀分散。

3. 用灭菌吸管准确吸取 1mL 滤过无菌水或肉汤液体培养基，注入平板中，分别倒入溶化并已冷却至 40℃左右的培养基，轻轻混匀，冷却凝固制成平板，做好标记（该方法为稀释倒平板法，也可用涂布平板法，详细见后面相关章节）。每一种培养基重复 3 次。置 30℃培养箱培养，细菌培养 1 ~ 2d、放线菌培养 5 ~ 6d、霉菌培养 3 ~ 4d 后统计菌落数，然后按照以下公式计算空气中的各种微生物数量。

4. 计算公式

$$\text{每升空气中菌数} = \frac{\text{每皿平均菌落} \times 50}{4}$$

或

$$\text{每升空气中菌数} = \frac{1000V_S \cdot N}{Va}$$

式中 V_S 代表吸收液体量（mL），Va 代表滤过空气量（L），N 代表每毫升肉汤中的细菌（即每皿的菌落数）。

Ⅲ空气中微生物的检测——沉降法

【实验原理】

将盛有培养基的平板置于空气中暴露一定时间后，经培养计数菌落。

【实验器材】

配置如滤过法的各种培养基，灭菌后制成平板备用。

【操作步骤】

1. 将 3 种培养基的各 12 个平板分别置于室内和室外或需监测的地方，打开皿盖暴露于空气中 5min 和 10min。盖上皿盖，倒置于 30℃的恒温培养箱里培养，细菌培养 2d，霉菌培养 3 ~ 4d，放线菌培养 5 ~ 7d，然后计数。观察菌落形态和颜色等。

2. 结果记入表 3 - 1。

奥梅梁斯基（Omeilianski）认为，面积 100cm^2 的平板培养基在空气中暴露 5min，于 37℃培养 24h 后所生长的菌落数，相当于 10L 空气中的细菌数，因此可通过以下公式计算：

$$X = \frac{N \times 100 \times 100}{\pi r^2}$$

式中 X 代表每 m^3 空气中的细菌数，N 代表平板暴露空气 5min 于 37℃培养 24h 后生长的菌落数，r 代表平板底半径（cm）。

表 3－1 沉降法检测空气中微生物的结果

处理 ＼ 平均菌落数		细菌	放线菌	霉菌
室内	5min			
	10min			
室内	5min			
	10min			

【记录方法】

1. 菌落计数。在划线平板上，如菌落较多，则数平板最后 1/4 面积内的菌落数。

2. 根据菌落大小、颜色、形态和干湿等特征观察不同的菌落类型。如果细菌太多，会使很多菌落形成菌苔，因而外观不典型，故观察菌落特点时，要选择分得很开的单个菌落。

3. 菌落特征描写方法

（1）大小：大、中、小、针尖状。可先将整个平板上的菌落粗略观察一下，再决定大、中、小的标准，或用符号表示大小。

（2）形态：圆形、不规则等。

（3）颜色：黑色、橘色、绿色、黄色、金黄色、灰色、乳白色、红色、粉红色等。

（4）干湿：干燥、湿润、黏稠。

（5）边缘：整齐、不整齐。

（6）透明：透明、半透明、不透明。

（7）高度：扁平、隆起、凹下。

【实验报告】

将观察到的平板结果记录于表 3－2 中，并书写实验报告。

表 3－2 平板结果

样品来源	菌落数	菌落类型	特征描写						
			大小	形态	颜色	干湿	边缘	透明	高度

菌落数可用＋和－符号表示，从多到少依次为：＋＋＋＋，＋＋＋，＋＋，＋，－

【思考题】

1. 比较不同平板，哪一种样品的菌落数与菌落类型最丰富。
2. 比较测定空气中微生物两种方法的优缺点。
3. 浅谈平板菌落数与空气清洁度的关系。
4. 洗手前后的手指平板，菌落数有无区别？洗手后若有少量细菌生长，为什么？接种完毕后，为什么必须将接种环灼烧后再放回原处？
5. 如何理解“微生物既是我们的朋友又是我们的敌人”？

实验四　细菌的简单染色和革兰染色

微生物中的细菌，最显著特征就是个体微小，一般需显微镜才能观察其个体形态和细胞结构。用压滴片或悬滴片在光学显微镜下观察菌体细胞时，菌体与背景之间没有明显的明暗差，很难看清其菌体细胞的具体形态，更难以识别它们的结构。因此，需要对菌体细胞进行染色，借助于染料使菌体着色后颜色的反衬作用，可以清楚地观察到细菌的形状、基本结构（膜、壁、细胞质、核及内含物）及附属结构（鞭毛、菌毛、荚膜和芽孢等）。

染色是细菌学中一项重要的基本技术。由于微生物与各种不同性质的染料具有一定的亲和力，从而使微生物着色，着色后的菌体折光性弱，色差明显。在显微镜下容易观察细胞的内部结构及其内含物，因此，微生物染色是进行微生物形态观察的重要方法之一。

染色分为单染（简单染色）、复染（革兰染色、抗酸染色）。单染较简单，以同一种染料使菌体着色，以显示微生物的形态，适用于一般的微生物菌体染色。复染中的革兰染色是一种重要的鉴别染色，利用两种不同性质的染料，即草酸铵结晶和沙黄染液先后染色菌体。可以将细菌分为革兰阳性菌和革兰阴性菌。

用于染色的染料是一类苯环上带有发色基团和助色基团的有机化合物。发色基团赋予染料颜色特征，而助色基团帮助染料能够形成盐。不含助色基团而仅有发色基团的苯化合物（色原）即使具有颜色也不能用作染料，因为它不能电离，不能与酸或碱形成盐，难以与微生物细胞结合使其着色。常用的微生物细胞染料都是盐，分碱性染料和酸性染料，前者包括结晶紫、沙黄（番红）、美蓝（亚甲蓝）、碱性复红及孔雀绿等，后者包括酸性复红、伊红及刚果红等。微生物细胞的染色通常采用碱性染料进行简单染色，原因在于微生物细胞在碱性、中性及弱酸性溶液中通常带负电荷，而染料电离后染色部分带正电荷，很容易与细胞结合使其着色。

I 细菌的简单染色

【目的要求】

1. 初步认识细菌的形态特征。

2. 巩固油镜的使用方法。

3. 掌握微生物的涂片、制片和染色技术。

4. 掌握细菌简单染色的基本原理和方法。

【基本原理】

对个体较小的细菌进行制片时采取涂片法，通过涂抹使细胞个体在载玻片上均匀分布，避免菌体细胞堆积而无法观察到个体形态，通过加热固定使细胞质凝固，使细胞固定在载玻片上，这种处理还可以杀死大多数细菌而且不破坏细胞形态。

简单染色是指利用单一染料对菌体进行染色的方法。染色是细菌学中一项重要的基本技术。由于微生物与各种不同性质的染料具有一定的亲和力，从而使微生物着色，着色后的菌体折光性弱，色差明显，在显微镜下容易观察细胞的内部结构及其内含物，因此，微生物染色是进行微生物形态观察的重要方法之一。

【实验器材】

1. **菌种**：大肠杆菌、金黄色葡萄球菌。大肠杆菌和金黄色葡萄球菌分别为典型的杆状和球状细菌，通过观察可以熟悉细菌的两种基本形态，同时还可以看到金黄色葡萄球菌细胞聚集形成葡萄串状的群体特征。

2. **简单染液**：草酸铵结晶紫染液，齐氏石炭酸复红染液，吕氏碱性美蓝染液，沙黄（番红）复染液。

3. **用具**：普通光学显微镜、酒精灯、无菌水、接种环、香柏油、二甲苯、擦镜纸、载玻片、镊子、染色缸、打火机等。

【操作步骤】

1. **涂片**：取一块载玻片，用记号笔平均分为两个或三个区域并标记；各滴一小滴蒸馏水于两个区域中央；用接种环无菌操作，分别由大肠杆菌营养琼脂斜面和金黄色葡萄球菌营养琼脂斜面挑取适量菌苔，将蘸有菌苔的接种环置于载玻片上的蒸馏水中涂抹，使菌悬液在载玻片上形成均匀薄膜。若用液体培养物涂片，可用接种环蘸取1~2环菌液直接涂于载玻片上。

2. **干燥**：自然干燥或用电吹风干燥。

3. **固定**：涂菌面朝上，通过火焰2~3次。

4. **染色**：将载玻片平放于载玻片支架上，滴加染液覆盖涂菌部位即可，吕氏碱性美蓝1.5min，草酸铵结晶紫染液或齐氏石炭酸复红染液1min。

5. **水洗**：倾去染液，自来水冲洗，水流不宜过急、过大，勿直接冲涂片处，至洗出水无色为止。

6. **干燥**：用吸水纸吸去多余水分，自然干燥或电吹风吹干。

7. **镜检**：将制备好的样片置于显微镜下进行观察、记录。

注意事项：

(1) 涂片时取菌量要适宜且要涂抹均匀，避免贪多造成菌体堆积而难以看清细胞个体形态。同时也应避免取菌量太少而难以在显微镜视野中找到细胞。

(2) 无菌操作取菌时一定要等接种环冷却后再取菌，以免高温使菌体变形。

(3) 必须等涂片干燥后加热固定，避免加热时间过长，否则细胞会破裂或变形。

安全警示：

(1) 加热固定时要使用载玻片夹子，以免烫伤。不要将载玻片烤烧时间过长，以免破裂。

(2) 使用染料时注意避免沾到衣物上。

(3) 实验完毕后务必洗手，金黄色葡萄球菌为条件致病菌，二甲苯为有毒物质。

【实验报告】

1. 绘图并说明大肠杆菌和金黄色葡萄球菌的形态特征。
2. 根据实验结果，进行单染时，染色时间对染色效果有何影响？为什么？
3. 将本实验观察结果记录于表4－1中。

表4－1　细菌的简单染色观察结果

染色方法		菌名	染色结果
简单染色	吕氏碱性美蓝染液		
	齐氏石炭酸复红染液		
	沙黄（番红）复染液		
	草酸铵结晶紫染液		

【思考题】

1. 在制作涂片中，为什么需要固定？如果加热温度过高，时间过长，会有什么影响？
2. 为什么细菌染色时所用的染料多属于碱性染料？
3. 在制备细菌染色标本时，应该注意哪些细节？
4. 为什么要求制片完全干燥后才能用油镜观察？

Ⅱ细菌的革兰染色

【目的要求】

熟练掌握革兰染色的基本原理和染色方法。

【基本原理】

革兰染色法是细菌学中最重要的鉴别染色法。根据革兰染色反应的结果，将细菌分为阳性菌和阴性菌两大类。细菌对革兰染色的不同反应是由于它们细胞壁的成分和结构不同而造成的。初染后，所有细菌都被染成初染剂的蓝紫色。碘作为媒染剂，它能与结晶紫结合成结晶紫-碘的复合物，增强染料与细菌的结合力。

当用脱色剂处理时，革兰阳性菌的细胞壁主要由肽聚糖形成的网状结构组成，壁厚、类脂质含量低，用乙醇脱色时细胞壁脱水，使肽聚糖层的网状结构孔径缩小，透性降低，从而使结晶紫-碘的复合物不易被洗脱而保留在细胞内，经脱色和复染后仍保留初染剂的蓝紫色。革兰阴性菌则不同，由于其细胞壁肽聚糖层较薄、类脂质含量高，所以当脱色处理时，类脂质被乙醇溶解，细胞壁透性增大，使结晶紫-碘的复合物比较容易被洗脱出来，用复染剂复染后，细胞被染上复染剂的红色。

知识补充：

革兰染色（Gram stain）法是1884年由丹麦医生 Hans Christian Joachim Gram 发明的，一直沿用至今，是细菌学研究中最基本的方法。现在已知，革兰染色结果与细菌细胞壁的结构组成有关。Gram 在对死于肺炎的患者肺部组织进行检查时发现，某些细菌对特定染料有很高的亲和力。他首先采用苯胺-结晶紫染液进行初染，然后用卢戈碘液媒染，最后用乙醇脱色。经过这样的染色，肺炎球菌保持蓝紫色，肺部组织背景为浅黄色，达到了将细菌与被感染的肺部组织区分开的目的。几年以后，德国病理学家 Carl Weigert 在 Gram 染色方法基础上加上番红复染，使其成为微生物学研究领域最常用的染色方法之一。

【实验器材】

1. **菌种**：大肠杆菌、金黄色葡萄球菌。

2. **革兰染液**

（1）草酸铵结晶紫染液（初染液）。

（2）卢戈碘液（媒染剂）。

（3）95%乙醇溶液（脱色剂）。

（4）番红复染溶液（复染剂）。

3. **用具**：接种环、酒精灯、无菌水、香柏油、镊子、二甲苯、载玻片、擦镜纸、染色缸、打火机、显微镜等。

【操作步骤】

革兰染色前需要制片，取对数生长期的菌种按常规方法涂片（不宜过厚）、干燥和固定。革兰染色法的主要步骤包括结晶紫初染、碘液媒染、乙醇脱色和番红复染，具体的操作步骤如图4-1所示：

1. **初染**：加草酸铵结晶紫染液覆盖涂菌部位，染色1min。
2. **水洗**：倾去染液，水洗至流水无色。
3. **媒染**：用卢戈碘液冲去残留水，再用碘液覆盖1min。
4. **水洗**：倾去碘液，水洗至流水无色。

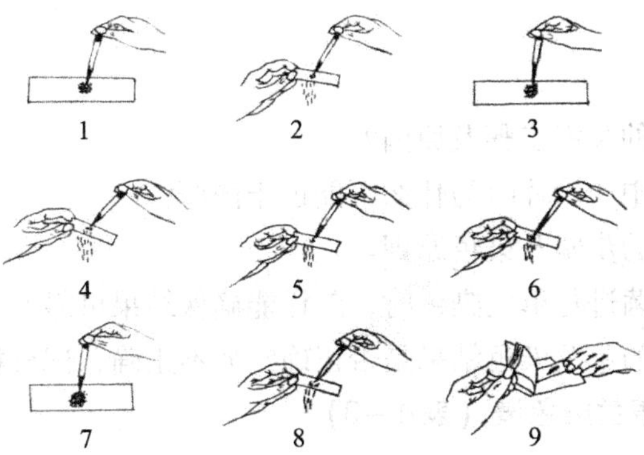

图4-1　革兰染色主要步骤

5. 脱色：将玻片上残留水用吸水纸吸去，用滴管滴加95%乙醇脱色（一般20～30s）。

6. 水洗：当流出液无色时立即用水洗去乙醇。

7. 复染：将玻片上残留水用吸水纸吸去，用番红复染液染色2min。

8. 水洗：水洗至流水无色。

9. 镜检：用吸水纸吸去残水后用油镜观察。

注意事项：

（1）选用对数生长期的菌种染色，老龄的革兰阳性细菌会被染成红色而造成假阴性。

（2）涂片不宜过厚，以免脱色不完全造成假阳性。

（3）脱色是革兰染色是否成功的关键，脱色不够造成假阳性，脱色过度造成假阴性。

安全警示：

（1）加热时使用载玻片夹子及试管夹，以免烫伤。

（2）使用染料时注意避免沾到衣物上。

（3）实验后洗手。

【实验报告】

将本实验观察结果记录于表4-2中。

表4-2　细菌的革兰染色观察结果

染色方法	菌名	染色结果
革兰染色		

【思考题】

1. 革兰染色成败的关键步骤及原因？
2. 革兰染色过程中，涂片时为什么不能过于浓厚？
3. 试述革兰染色的步骤及染色原理。
4. 当对一株未知菌进行革兰染色时，怎样能确保结果可靠？
5. 本实验中，你的革兰染色结果是否正确？如不正确，试分析原因。

附：部分细菌的革兰染色谱（表4－3）

表4－3　部分细菌的革兰染色谱

染色微生物	革兰阳性（G^+）	革兰阴性（G^-）
球菌	葡萄球菌 肺炎球菌 链球菌 四联球菌	脑膜炎双球菌 淋病双球菌 卡他球菌
杆菌	白喉杆菌 耐酸性杆菌 芽孢杆菌 梭状芽孢杆菌	大肠杆菌 沙门杆菌 绿脓杆菌 痢疾杆菌 变形杆菌 巴氏杆菌 布鲁杆菌 嗜血杆菌 马鼻疽杆菌 克雷伯菌
其他	放线菌 真菌	螺旋体 弧菌

实验五　细菌细胞特殊结构染色

细菌细胞的特殊结构包括荚膜、鞭毛和芽孢等。微生物学中最常用的这几种特殊结构的染色法在研究微生物形态分类中占有十分重要的地位。其原理都是利用细菌细胞不同的构造部分对染料的亲和力不同，用各种特殊染色法，使之显示出不同的颜色，从而再利用显微镜来观察。本实验主要介绍以上三种特殊结构的染色原理和染色方法。

Ⅰ细菌芽孢的染色和观察

【目的要求】

1. 了解芽孢杆菌的形态特征。

2. 掌握芽孢染色法的原理和方法。

【基本原理】

芽孢又叫内生孢子（Endospore），是某些细菌生长到一定阶段在菌体内形成的休眠体，通常呈圆形或椭圆形。细菌能否形成芽孢以及芽孢的形状、芽孢在芽孢囊内的位置以及芽孢囊是否膨大等特征是鉴定细菌的依据之一。

由于芽孢壁厚、透性低、着色和脱色都较困难，当用石炭酸复红、结晶紫等进行单染时，菌体和芽孢囊着色，而芽孢囊内的芽孢不着色或仅显很淡的颜色，游离的芽孢呈淡红或淡蓝紫色的圆形或椭圆形的圈。为了使芽孢着色便于观察，常采用芽孢染色法。

芽孢染色法的基本原理：由于细菌的芽孢和菌体对染料亲和力的不同，可以用不同的染料进行着色，使芽孢和菌体呈不同的颜色而加以区分。用一种着色力强的弱碱性染料孔雀绿，在加热条件下染色，使染料不仅进入菌体也进入芽孢内，进入菌体的染料经水洗后被脱色，而芽孢一经着色难以被水洗脱，当用对比度大的复染剂染色后，芽孢仍保留初染剂的绿色，而菌体和芽孢囊被染成复染剂的红色，使芽孢和菌体更易于区分。在显微镜下即可看到红色的菌体内包含有绿色的芽孢。

【实验器材】

1. **菌种**：枯草芽孢杆菌的斜面培养物。

2. **染色剂**：5%孔雀绿溶液，0.5%番红水溶液。

3. **仪器及小用具**：小试管，滴管，烧杯，试管夹，载玻片，显微镜，香柏油，二甲苯，擦镜纸等。

【操作步骤】

1. **制片**：用培养24h左右的斜面菌种按常规方法进行涂片、干燥和固定。

2. **染色**：加3～5滴5%孔雀绿染液于载玻片上，用试管夹夹住一端，在微火上加热至染料冒蒸气而不沸腾。从染液冒蒸汽开始计时，维持3～5min。加热过程中，必要时应添加少许染液，切勿使染液蒸干，也可以不加热，改用饱和孔雀绿溶液（约7.6%）染色10min。

3. **水洗**：待玻片冷却后，倾去染液，用自来水缓缓冲洗，水洗至孔雀绿不再退色为止。勿用暴水对着菌膜冲洗，以免细菌被水冲掉。

4. **复染**：用番红染液复染1～2min。

5. **水洗**：用缓流自来水洗后，吸干。

6. **镜检**：干后用油镜观察。芽孢呈绿色，芽孢囊及营养体为红色。

【实验报告】

绘图表示枯草芽孢杆菌的形态特征（注意芽孢的形状、着生位置及芽孢囊的形状特征）。

【思考题】

1. 说明芽孢染色法的原理。
2. 用简单染色法能否观察到细菌的芽孢?
3. 为什么芽孢染色要加热?
4. 为什么芽孢及营养体能染成不同的颜色?
5. 为什么用孔雀绿染色液加热染色中，要待玻片冷却后才能用水冲洗?
6. 如在加热时染液被烘干，此时能否立即补加染液? 为什么?
7. 如只观察到大量游离芽孢，很少看到芽孢囊及营养细胞，原因是什么?

Ⅱ细菌鞭毛染色及其运动的观察

【目的要求】

1. 了解细菌鞭毛染色的原理，掌握鞭毛染色法。
2. 学习观察细菌运动的方法。

【基本原理】

细菌的鞭毛极为纤细，鞭毛是细菌的运动器官，细菌的鞭毛直径一般为 0.01 ~ 0.02μm，因此在普通光学显微镜下不能见到，只有用特殊染色方法才能把鞭毛显示出来。鞭毛染色法很多，但主要原理都是采用不稳定的胶体溶液作媒染剂，借助于媒染剂和染料的沉淀作用，使染料生成沉淀堆积在鞭毛上，加大鞭毛直径的同时着色，才能在光学显微镜下看到。

培养较老的菌，鞭毛易脱落，所以要用新鲜的菌体，一般是用经 3 ~5 代（每代培养时间 16 ~20h）最后一代接到含 0.8 ~1.2% 琼脂的软洋菜培养基（带有冷凝水）经 12 ~16h 培养的菌体为佳。

【实验器材】

1. **菌体**：普通变形菌（Proteus vulgaris）、金黄色葡萄球菌。

2. **其他**：牛肉膏蛋白胨培养基斜面、鞭毛染色液、0.01% 美蓝水溶液、香柏油、二甲苯、无菌水、凡士林、显微镜、擦镜纸、接种环、酒精灯、载玻片、凹载玻片、盖玻片、镊子、细玻棒、吸水纸。

3. **鞭毛染液**：A 液：$FeCl_3$，B 液：2% 硝酸银溶液。

【操作步骤】

一、细菌鞭毛染色

1. **菌种的活化**：进行鞭毛染色的菌种应先经活化，即用新配制的斜面连续移种 2 ~

3 次，每次于 30℃培养 10 ~ 15h 后再使用。使用前将活化的菌种转接到新制备的琼脂斜面或培养基平板上，培养 10h 左右后备用。

2. 制片： 在干净载玻片的一端滴 1 滴蒸馏水，用无菌操作法，以接种环从活化菌种中取少许菌苔（注意不要带培养基，最好是从斜面底部的冷凝水中取菌），在载玻片的水滴中轻蘸几下。将载玻片稍倾斜，使菌液随水滴缓缓流到另一端，然后平放，于空气中干燥。

3. 染色

（1）滴加鞭毛染色液 A 液，染 3 ~ 5min。

（2）用蒸馏水充分洗净 A 液，使背景清洁。

（3）将残水沥干或用 B 液冲去残水（注意一定要将 A 液冲净后再加 B 液，否则背景上会有染料沉积，影响后续观察）。

（4）滴加 B 液，在微火上加热至微冒蒸汽，并随时补充染料以免干涸，染 30 ~ 60s。

（5）待冷却后，用蒸馏水轻轻冲洗干净，自然干燥或滤纸吸干。

4. 镜检： 镜检时如未见到鞭毛，应在整个涂片上多寻找几个视野，有时只在涂片上找到个别菌体带有鞭毛。菌体呈深褐色，鞭毛呈褐色。

二、细菌运动的观察

1. 压滴法

（1）制备菌液。从幼龄菌斜面挑数环菌放在装有 1 ~ 2mL 无菌水的试管中，制成轻度混浊的菌悬液。

（2）取 2 ~ 3 环稀释菌液于洁净载玻片中央，再加入一环 0.01% 的美蓝水溶液，混匀。

（3）用镊子夹一洁净的盖玻片，先使其一边接触菌液，然后慢慢地放下盖玻片，这样可防止产生气泡。

（4）镜检。将光线适当调暗，用低倍镜找视野，再用高倍镜观察。要区分细菌鞭毛运动和布朗运动，后者只是在原处左右摆动，细菌细胞间有明显位移者，才能判定为有运动性。

2. 悬滴法

（1）取洁净盖玻片，在玻片四周涂少许凡士林。

（2）在盖玻片中央滴一小滴菌液。

（3）将凹玻片的凹窝向下，使凹窝中心对准盖玻片中央的菌液，轻轻地盖在盖玻片上，便凹玻片与盖玻片粘在一起（注意液滴不得与凹玻片接触）。

（4）小心将玻片翻转过来，使菌液正好悬在窝的中央，再用火柴棒轻压盖玻片四周使封闭，以防菌液干燥。

（5）镜检。将光线适当调暗，先用低倍镜找视野，最后用高倍镜观察，注意区别细菌运动与分子布朗运动的不同。

注意事项：细菌鞭毛染色成功的关键有以下几点：

（1）菌种活化应连续移种多次。

（2）菌龄要合适，一般幼龄菌鞭毛着生好，不易脱落，易着色。

（3）染色液要新鲜，最好当日配置当日用，次日使用则鞭毛染色浅，观察效果差。染色时一定要充分洗净 A 液后再加 B 液，否则背景不清晰。

（4）载玻片和盖玻片要求干净、无油无划痕，否则会影响细菌的运动。有些细菌，温度太低时不能运动。

附：鞭毛染色所用的载玻片的清洗方法

选择光滑无伤痕的载玻片，放在特制的玻片架上，将洗衣粉加蒸馏水煮沸后，滤纸过滤去渣。然后将架和玻片置于洗衣粉水中煮沸，冷却后取出，用清水洗净洗衣粉，再放入浓洗液中浸泡 24h，取出后用清水洗净残酸。最后，用蒸馏水洗净沥干，放入 95% 乙醇中浸泡，取出玻片用火焰烧去残余乙醇，立即使用。如不立即使用，可存放于干净盒中或浸入 50% 乙醇中暂时存放。在洗后的玻片上水滴能均匀散开，表明已经洗净。

【实验报告】

1. 绘出你所观察到的细菌的形态及鞭毛着生情况。
2. 试描述你所观察的细菌有无运动性以及运动特征。

【思考题】

1. 鞭毛染色的菌种为什么要先连续传几代，并且要选用幼龄菌种？
2. 为什么鞭毛染色制片时不能涂布？
3. 哪些因素影响鞭毛染色的效果？如何有效控制？

Ⅲ 细菌荚膜的染色及观察

【目的要求】

掌握细菌荚膜染色的原理和方法。

【基本原理】

荚膜是包围在菌体细胞外面的一层黏液性物质，其主要成分多为多糖类物质，不易被染色。荚膜不易着色，观察荚膜时多用负染色法（或称背景染色法），即将菌体与背景分别染色，将不着色而透明的荚膜衬托出来，所以这种染色法又称为衬托染色法。荚膜很薄，容易收缩，易变形，因此制片时一般不用加热法来固定。

【实验器材】

1. **菌体：**枯草芽孢杆菌、褐球固氮菌的斜面菌种。
2. **试剂：**二甲苯、香柏油、蒸馏水、5% 孔雀绿水溶液、0.5% 沙黄水溶液（或

0.05%碱性复红)、绘图墨水(用滤纸过滤后备用)、95%乙醇、石炭酸复红染液。

3. 其他：显微镜、接种环、载玻片、盖玻片、小试管、烧杯、滴管、试管夹、擦镜纸、吸水纸、酒精灯。

【操作步骤】

荚膜染色方法有以下三种，可任意选择一种。

方法1：取少许菌苔与1滴石炭酸复红染色，在玻片上混合，染色约1min，然后加1滴黑色素水溶液或稀墨汁，用另一块玻片，将菌、染料、墨汁推成一薄层，自然风干，镜检，菌体红色，荚膜黑色。

方法2：取少许菌苔与1滴无菌水，在玻片上混合，摊平，待自然风干后，用石炭酸复红染2~3min，水洗(注意水不要直接冲洗)，用滤纸吸干，在玻片一端加墨汁1滴，然后用另一块玻片，将墨汁推成一薄层，自然风干，镜检，菌体红色，荚膜无色，背景黑色。

方法3：取少许菌苔与1滴无菌水，在玻片上混合，摊平，待自然风干后，用草酸铵结晶紫染色30s左右，水洗(注意水不要直接冲洗涂菌处)，用滤纸吸干，备镜检，菌体紫色，荚膜无色。

注意事项：荚膜染色涂片不要用加热固定，以免荚膜皱缩变形。

【实验报告】

1. 绘制出菌体及荚膜的形态，并写出实验报告。
2. 将实验结果填入表5-1。

表5-1　细菌荚膜染色观察结果

类别 / 菌名	荚膜染色		
	菌体颜色	荚膜颜色	背景

【思考题】

1. 组成荚膜的成分是什么?
2. 涂片一般用什么固定方法，为什么?
3. 为什么荚膜染色中不用加热固定?

实验六　微生物细胞大小的测定

【目的要求】

1. 了解目镜测微尺和镜台测微尺的结构和使用原理。

2. 掌握测微尺的使用、计算及对杆菌和球菌的测量方法。

【基本原理】

由于微生物形态微小，所以只能用显微镜来观察并测量其大小。用于测量微生物细胞大小的常用工具有目镜测微尺（简称目尺）和镜台测微尺（简称台尺）。

目镜测微尺是一块圆形玻片，在玻片中央把5mm长度刻成50等份（图6－1）或把10mm长度刻成100等份。测量时，将其放在接目镜中的隔板上来测量经显微镜放大后的细胞物像，由于在显微镜不同的接目镜和接物镜系统下，放大倍数不同，目镜测微尺每格所示长度随显微镜放大倍数而变化，所以在使用前，务必用镜台测微尺来校正，求出在显微镜某一接目镜和接物镜系统下，目镜测微尺每一小格的长度。

镜台测微尺形如载玻片，是中央部分刻有精确等分线的载玻片，有一条长为1mm的刻度，将其等分为100格，每格长10μm（即0.01mm），用来校正目镜测微尺，故用已知长度的台尺校正目尺，即可求出目尺一格的长度。校正时，将镜台测微尺放在载物台上，由于镜台测微尺与细胞标本处于同一位置，都要经过物镜和目镜的两次放大成像进入视野，即镜台测微尺随着显微镜总放大倍数的放大而放大，因此从镜台测微尺上得到的读数就是细胞的真实大小，所以用镜台测微尺的已知长度在一定放大倍数下校正目镜测微尺，即可求出目镜测微尺每格所代表的长度，然后移去镜台测微尺，换上待测标本片，用校正好的目镜测微尺在同样放大倍数下测量微生物大小。

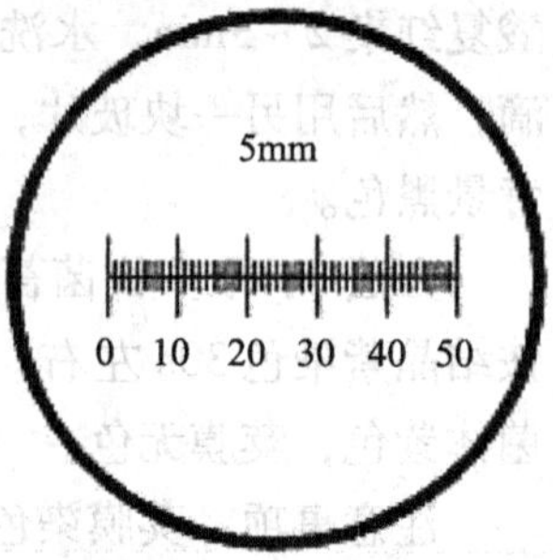

图6－1 目镜测微尺图

【实验器材】

1. **菌种**：金黄色葡萄球菌、大肠杆菌的玻片标本和酵母菌悬液。

2. **器材**：香柏油、二甲苯、显微镜、目镜测微尺、镜台测微尺、盖玻片、载玻片、滴管、擦镜纸等。

【操作步骤】

一、目镜测微尺的校正（图6－2）

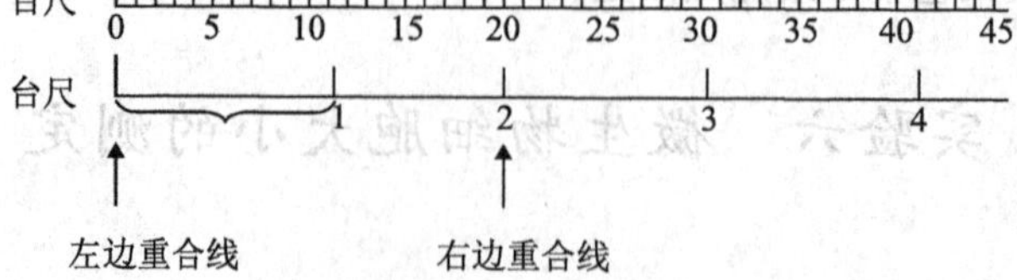

6－2 目镜测微尺与镜台测微尺校准

1. 将目镜测微尺小心地装入接目镜的隔板上，使刻度向下，把镜台测微尺置于载物台上，使刻度向上，用玻片夹夹稳。

2. 先用低倍镜观察，调节视野，从视野中看清镜台测微尺的刻度后，转动推动器并转动目镜，使目镜测微尺的刻度和镜台测微尺的刻度平行。

3. 用推动器定位，使两尺重叠，先使两尺最左端的“0”刻度完全重合，再寻找两尺右端的重合刻度，以两端的重合刻度线相距愈远愈好。

4. 数出两重合刻度间目镜测微尺的格数（N）和镜台测微尺的格数（N_1）。已知台尺每格长度是10μm，故目尺每格之长度 X 即可根据以下公式求得：

$$X=\frac{N_1\times 10}{N}=\frac{\text{两重合线间台尺格数}\times 10}{\text{两重合线间目尺格数}}$$

例如：目镜测微尺5小格正好与镜台测微尺5小格重叠，已知镜台测微尺每小格为10μm，则目镜测微尺上每小格长度为 $5\times 10\mu m/5=10\mu m$。

用同法分别校正在高倍镜下和油镜下目镜测微尺每小格所代表的长度。

由于不同显微镜及附件的放大倍数不同，因此校正目镜测微尺必须针对特定的显微镜和附件（特定的物镜、目镜、镜筒长度）进行，而且只能在特定的情况下重复使用，当更换不同放大倍数的目镜或物镜时，必须重新校正目镜测微尺每一格所代表的长度。

5. 先在低倍镜下校正，随即用推动器把台尺的刻度移到视野正中央，然后更换高倍镜。

6. 同法校正在高倍镜和油镜下目镜测微尺每格代表的长度。

7. 校正完毕后取下镜台测微尺，用一张擦镜纸蘸乙醇乙醚液少许，擦去油污，再以另一张干净的擦镜纸轻轻擦去残留的乙醇乙醚液，然后装入盒内保存。

二、细胞大小的测定

1. 将细菌染色片或酵母菌水浸片（一般选取对数生长期的菌体进行测定）置于载物台上，用低倍镜和高倍镜找到视野后把菌体分散均匀的部位移到视野中央。

2. 在高倍镜下，测量酵母菌细胞的大小。在油镜下，测量细菌细胞的大小。先量出菌体长和宽或直径占有目镜测微尺的格数，再用校正的目镜测微尺每格长度计算出菌体长度和宽度，计量单位以微米（μm）表示。同一涂片上，随机测定10～20个菌体细胞，其平均值可代表该菌的大小。

注意事项：

（1）目镜测微尺和物镜测微尺的安装方向一定要正确，否则影响测定。

（2）标定目镜测微尺时要注意准确对正目镜测微尺与镜台测微尺的重合线。

（3）测定细菌等菌体较小的原核微生物的大小时需要使用油镜。

（4）镜台测微尺的玻片很薄，在使用油镜时，务必仔细，以免压碎测微尺或损坏镜头。

【实验报告】

将实验结果记录如下并写作实验报告。

1. 目镜测微尺标定结果

低倍镜下____倍目镜测微尺每格长度是____μm。

高倍镜下____倍目镜测微尺每格长度是____μm。

油镜下____倍目镜测微尺每格长度是____μm。

2. 菌体大小测定结果（表6－1）

表6－1 菌体大小测定结果

菌号	大肠杆菌				金黄色葡萄球菌		酵母菌	
	目镜测微尺格数		实际长度（μm）		目镜测微尺格数	实际直径（μm）	目镜测微尺格数	实际直径（μm）
	宽	长	宽	长				
1								
2								
3								
4								
5								
6								
7								
8								
9								
10								
均值								

试与已知的大肠杆菌、金黄色葡萄球菌和酵母菌的大小比较是否一致？为什么？

结果计算：长（μm）＝长平均格数×校正值

宽（μm）＝宽平均格数×校正值

大小＝宽 μm×长 μm

【思考题】

1. 为什么目镜测微尺必须用镜台测微尺校正后才能测量？

2. 如果固定目镜的放大倍数，改变物镜，由低倍、高倍到油镜，那么目镜测微尺每格所测量的镜台上的菌体细胞的实际长度（或宽度）是否相同？有规律吗？为什么？

3. 更换不同放大倍数的目镜和物镜时，为什么需要重新用镜台测微尺对目镜测微尺进行校正？

实验七　培养基的配制与灭菌

培养基能提供微生物生长、繁殖和代谢所需的混合养料。由于微生物具有不同的营养类型，对营养物质的要求也各不相同，所以培养基的种类很多，使用的原料也各有差异，但从营养角度分析，培养基中一般含有微生物所必需的碳源、氮源、无机盐、生长因子以及水分等。微生物的生长繁殖除需要一定的营养物质以外，还要求适当的 pH 范围、渗透压等。因此，对不同种类的微生物，应将培养基调节到一定的 pH 范围。如：细菌、放线菌培养基偏碱，霉菌、酵母菌培养基偏酸。

根据微生物的种类和实验目的不同，培养基也有不同的种类和配制方法。按成分的不同可分成天然培养基、合成培养基和半合成培养基；按培养基的物理状态可分为固体培养基、半固体培养基和液体培养基；按培养基的用途可分为基础培养基、营养培养基(加富培养基)、鉴别培养基和选择培养基等。

由于配制培养基的各类营养物质和容器等含有各种微生物，因此，为防止其中的微生物生长繁殖而消耗养分和改变培养基的酸碱度而带来不利的影响，已配制好的培养基必须立即灭菌。

正确掌握培养基的配制方法是从事微生物学实验工作的重要基础。由于微生物种类及代谢类型的多样性，用于培养微生物的培养基的种类也很多。它们的配方及配制方法虽各有差异，但一般培养基的配制程序大致相同，例如器皿的准备，培养基的配制与分装，棉塞的制作，培养基的灭菌，斜面与平板的制作，以及培养基的无菌检查等基本环节大致相同。

【目的要求】

1. 掌握微生物实验室常用玻璃器皿的清洗及包扎方法。
2. 掌握培养基的配置方法和分装方法。
3. 掌握干热灭菌和高压蒸汽灭菌的灭菌原理和操作步骤。

【基本原理】

培养基是人工配制的适合微生物生长繁殖或积累代谢产物的营养基质，主要用来培养、分离、鉴定和保存各种微生物或累积其代谢产物。培养基的原材料可分为碳源、氮源、能源、无机盐、生长因子和水。本实验通过配制适用于一般细菌、放线菌和真菌的三种培养基来了解和掌握配制培养基的基本原理和方法。

培养细菌一般用牛肉膏蛋白胨培养基，它是一种应用十分广泛的天然培养基，其中的牛肉膏为微生物提供碳源、磷酸盐和维生素，蛋白胨主要提供氮源和维生素，而 NaCl 则提供无机盐。

高氏 1 号培养基是用来培养和观察放线菌形态特征的合成培养基，此合成培养基含有多种化学成分已知的无机盐，这些无机盐可能相互作用而产生沉淀，因此，在混合各成分时，一般按配方要求的顺序依次添加组分。此外，合成培养基有的还要补充微量元素，如高氏 1 号培养基中的 $FeSO_4 \cdot 7H_2O$ 的用量仅为 0.001%，在制备培养基时需预先配成高浓度的微量元素贮备液，然后再按一定量加到培养基中。

查氏培养基是用来分离和培养霉菌的合成培养基。PDA 培养基用于培养霉菌和酵母菌。麦氏培养基是用来分离和培养酵母菌的半合成培养基。培养基各成分添加完成后，用稀酸或稀碱将其 pH 调至所需酸碱度或自然 pH。在配制固体培养基时，还要加入一定量的琼脂作为凝固剂。琼脂在常用浓度下 96℃时溶化，一般实际应用时在沸水浴中或下面垫以石棉网煮沸溶化，以免琼脂烧焦。琼脂在 40℃时凝固，通常不被微生物分解利用。固体培养基中琼脂的含量根据琼脂质量和气温不同而有所不同。培养基配好后，应立即进行灭菌。

【实验器材】

1. 溶液或试剂： 牛肉膏、蛋白胨、琼脂、NaCl、K_2HPO_4、KCl、$NaNO_3$、$MgSO_4$、$FeSO_4$等。

2. 仪器或其他用具： 电子天平、高压蒸汽灭菌锅、脱脂棉、称量纸、牛角匙、精密 pH 试纸、量筒、试管、三角瓶、分装架、漏斗、刻度搪瓷杯、移液管及移液管筒、培养皿、玻璃棒、烧杯、线绳、试管架、剪刀、纱布、镊子、白瓷盘、电炉、酒精灯等。

Ⅰ 培养基的配制

【操作步骤】

基本流程：称量→溶解→调 pH→分装→包扎标记→高压灭菌→摆斜面或倒平板

一、牛肉膏蛋白胨培养基

配方：牛肉膏 3g、蛋白胨 10g、NaCl 5g、水 1000mL、pH 7.4～7.6。具体步骤如下：

1. 称量： 按配方依次准确称取牛肉膏、蛋白胨、NaCl 放入烧杯中。牛肉膏放在称量纸上，称量后直接放入水中，这时如稍微加热，牛肉膏便会与称量纸分离，然后立即取出纸片。

注意：蛋白胨很易吸潮，在称取时动作要快。称药品时严防药品混杂，一把牛角匙用于一种药品，或称取一种药品后，洗净、擦干，再称取另一药品。

2. 溶化： 在上述烧杯中可先加入少于所需要的水量，用玻棒搅匀，然后在石棉网上加热或磁力搅拌器搅拌使其溶解。待药品完全溶解后，补水到所需体积。如配制固体培养基，将称好的琼脂放入已溶化的药品中，再加热溶化，在琼脂溶化过程中，需不断搅拌，以防琼脂糊底使烧杯破裂。最后补足所失水分。

注意：在琼脂溶化过程中，应控制火力，以免因沸腾溢出，同时应不断搅拌以防糊底烧焦。配制培养基时，不可用铜锅或铁锅加热，以免离子进入培养基中，影响细菌生长。

3. 调 pH： 调 pH 前，先用精密 pH 试纸测量培养基的原始 pH，如果 pH 偏碱，用滴管向培养基中逐滴加入 1mol/L HCl，边加边搅拌，并随时用 pH 试纸测其 pH，直至 pH 达 7.4～7.6。反之，则用 1mol/L NaOH 进行调节。

注意：pH 不要调过头，因回调会影响离子的浓度。

4. 过滤： 趁热用滤纸或多层纱布过滤，以利观察结果。一般无特殊要求这一步可以省去（本实验无须过滤）。

5. 分装（图 7－1）： 按实验要求，可将配制的培养基分装入试管内或三角烧瓶内。注意不要使培养基沾在管口或瓶口上，以免沾污棉塞而引起污染。

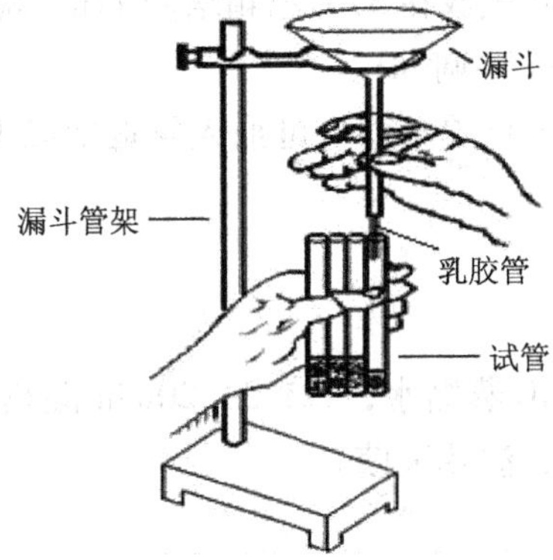

图 7－1　培养基分装示意图

（1）液体：分装高度以试管高度的 1/4 左右为宜。

（2）固体：分装试管，每管为管高 1/5，灭菌后制成斜面，分装三角瓶的容量以不超过三角瓶一半为宜，倒平板每管装 15～25mL。

（3）半固体：分装试管一般以管高 1/3 为宜。灭菌后垂直待凝成半固体深层琼脂。

6. 加塞： 培养基分装完毕后，在试管口或三角烧瓶口上塞上棉塞，以保证有良好的通气性能，同时阻止外界微生物进入培养基内而造成污染。

7. 包扎： 加塞后，将全部试管用麻绳捆扎好，再在棉塞外包一层牛皮纸，以防止灭菌时冷凝水润湿棉塞，其外再用一道麻绳扎好。用记号笔注明培养基名称、组别、日期。三角烧瓶加塞后，外包牛皮纸，用麻绳以活结形式扎好，使用时容易解开，同样用记号笔做好标记。

8. 灭菌： 将上述培养基以 1.05kg/cm^2（15 磅/平方英寸），121.3℃，高压蒸汽灭菌 20min。如因特殊情况不能及时灭菌，则应放入 4℃冰箱内暂存。

9. 摆斜面： 将灭菌的试管培养基冷至 50℃左右，将试管棉塞端搁在玻棒上，搁置的斜面长度以不超过试管总长的 2/3 为宜。

10. 无菌检查： 将灭菌的培养基放入 37℃的培养箱中培养 24～48h，以检查灭菌是否彻底。

二、PDA 培养基

PDA 是人们对马铃薯葡萄糖琼脂培养基的简称，即 Potato Dextrose Agar（Medium）。宜培养酵母、霉菌和蘑菇等真菌。酵母菌 pH3.8～6.0，霉菌 pH4.0～5.8。

PDA 配方：马铃薯 200g、葡萄糖 20g、琼脂 20g、水 1000mL、pH 自然。

配制步骤：称取 200g 马铃薯，洗净去皮，切成小块，加水煮烂（煮沸 20～30min，能被玻璃棒戳破即可），用四层纱布过滤，去掉滤渣，再根据实际实验需要加葡萄糖和琼脂于滤液中，继续加热搅拌混匀，稍冷却后再补足水分至 1000mL，分装试管，加塞、包扎，121℃灭菌 20～30min 后取出试管摆斜面，冷却后贮存备用。

注意事项：

（1）培养基经灭菌后，必须放在 37℃温箱培养 24h，检查无菌后方可使用。

（2）PDA 培养基一般不需要调 pH。

（3）为了抑制细菌生长，培养基中也可加入氯霉素或土霉素，加入量为 0.1g/L 培养基。

三、无菌水

用 250mL 三角瓶装 100mL 蒸馏水，121℃，20min 湿热灭菌待用（或取 15mL 离心管 6 支，各加入 9mL 蒸馏水，湿热灭菌）。

Ⅱ 灭菌

消毒（Disinfection）与灭菌（Sterilization）两者的意义有所差异。消毒一般是指消灭病原菌和有害微生物的营养体，灭菌则是指杀灭一切微生物的营养体、孢子和芽孢。消毒与灭菌的方法均有很多，一般可分为加热、过滤、照射和使用化学药品等。

【操作步骤】

1. 玻璃器皿的洗涤：玻璃器皿在使用前必须洗刷干净。将三角瓶、试管、培养皿和量筒等浸入含有洗涤剂的水中，用毛刷刷洗，然后用自来水及蒸馏水冲净。移液管先用含有洗涤剂的水浸泡，再用自来水及蒸馏水冲洗。洗刷干净的玻璃器皿置于烘箱中烘干后备用。

2. 灭菌前玻璃器皿的包装

（1）培养皿的包扎。培养皿由一盖一底组成一套，可用报纸将几套培养皿包成一包，或者将几套培养皿直接置于特制铁皮圆筒内，加盖灭菌。包装后的培养皿灭菌后才能使用。

（2）移液管的包扎。在移液管的上端塞入一小段棉花，它的作用是避免外界及洗耳球中杂菌进入管内，并防止菌液等吸入洗耳球中。塞入的小段棉花应距管口约

0.5cm，棉花自身长度1～1.5cm。塞棉花时可用一外围拉直的曲别针将少许棉花塞入管口内。棉花要塞得松紧适宜，吹时以能通气而又不使棉花滑下为准。

（3）将报纸裁成宽约5cm的长纸条，然后将已塞好棉花的移液管尖端放在长条报纸的一端，约成45°角，折叠纸条包住尖端，用左手握住移液管身，右手将移液管压紧，在桌面上向前搓转，以螺旋式包扎起来。上端剩余纸条折叠打结，准备灭菌。

一、干热灭菌

干热灭菌是利用高温使微生物细胞内的蛋白质凝固变性而达到灭菌的目的。细胞内的蛋白质凝固性与其本身的含水量有关，在菌体受热时，环境和细胞内含水量越大，则蛋白质凝固就越快，反之含水量越小，凝固缓慢。因此，与湿热灭菌相比，干热灭菌所需温度高（160～170℃），时间长（1～2h）。但干热灭菌温度不能超过180℃，否则，包器皿的纸或棉塞就会烤焦，甚至引起燃烧。具体的操作步骤如下：

1. 装入待灭菌物品：将包好的待灭菌物品放入电热干燥箱内，关好箱门。摆放时要留有空隙，物品不要摆得太挤，以免阻碍空气流通，灭菌物品不要接触电热干燥箱内壁的铁板、温度探头，以防包装纸烤焦起火。

2. 升温：接通电源，打开开关，适当打开电热干燥箱顶部的排气孔，旋动恒温调节器，使温度逐步上升。当温度升至100℃时，关闭排气孔。在升温过程中，如果红灯熄灭，绿灯亮，表示电热干燥箱内停止加温，此时如果还未达到所需的160～170℃，则需要转动温度调节器使红灯亮，如此反复调节，直至达到所需的温度。

3. 恒温：当温度升到160～170℃时，借助恒温调节器的自动控制，保持此温度2h。干热灭菌过程中，严防恒温调节的自动控制失灵而造成安全事故。

4. 降温：切断电源，自然降温。

5. 开箱取物：待电热干燥箱内温度降到60℃以下后，才能打开箱门，取出灭菌物品。同时，应将温度调节旋钮调到零点，并打开排气孔。电热干燥箱内温度未降到60℃，切勿自行打开箱门，以免骤然降温导致玻璃器皿炸裂。

二、高压蒸汽灭菌

高压蒸汽灭菌是将物品放在密闭的高压蒸汽灭菌锅内，在一定的压力下保持15～30min进行灭菌。此法适用于培养基、无菌水、工作服等物品的灭菌，也可用于玻璃器皿灭菌。

将待灭菌的物品放在一个密闭的加压灭菌锅内，通过加热，使灭菌锅夹套间的水沸腾而产生蒸汽。待水蒸气急剧地将锅内的冷空气从排气阀中排尽后关闭排气阀，继续加热，此时由于蒸汽不能溢出，而增加了灭菌锅内的压力，从而使沸点增高，获得高于100℃的温度，导致菌体蛋白质凝固变性而达到灭菌的目的。

在相同的温度下，湿热灭菌的效果好于干热灭菌。主要有三方面原因：菌体在湿热灭菌中吸收水分，蛋白质容易凝固变性，蛋白质随着含水量的增加，所需凝固温度降低；湿热灭菌中蒸汽的穿透力比干燥空气大；蒸汽在被灭菌物体表面凝结，释放出大量的汽化潜热，能迅速提高灭菌物体表面的温度，从而增加灭菌效力。

一般培养基用1.05kg/cm²，121.3℃ 20~30min可达到彻底灭菌的目的。灭菌的温度及维持的时间随灭菌物品的性质和容量等具体情况而有所改变。例如，含糖培养基用0.56kg/cm²（8磅/平方英寸），112.6℃灭菌15min，但为了保证效果，可将其他成分先行121.3℃，20min灭菌，然后以无菌操作加入灭菌的糖溶液。又如，盛于试管内的培养基以1.05kg/cm²，121.3℃灭菌20min即可，而大瓶内的培养基最好以1.05kg/cm²灭菌30min。

高压蒸汽灭菌器是一个能耐高压，同时可以密闭的金属锅，有立式、卧式、手提式三种。热源可以用蒸汽、煤气和电源。灭菌器上装有表示温度和压力的温度计、压力表，还有排气口、安全活塞，如果压力超过一定限度，活塞的阀门便自动打开，放出过多的蒸汽。

高压蒸汽灭菌是把待灭菌物品放在一个密闭的高压蒸汽灭菌锅中，当锅内压力为0.1MPa时，温度可达到121℃，一般维持20min即可杀死一切微生物的营养体及其孢子。高压蒸汽灭菌是依据水的沸点随水蒸气压的增加而上升，加压是为了提高水蒸气的温度。蒸汽压力与蒸汽温度关系及常用灭菌时间见表7-1。

表7-1 高压蒸汽灭菌时常用的灭菌压力、温度与时间

蒸汽压力*			蒸汽温度（℃）	灭菌时间（min）
Pa	kg/cm²	b/in²		
56	0.56	8.00	112.6	30
70	0.70	10.00	115.2	20
100	1.00	15.00	121.0	20

*1 kg/cm²（1千克/平方厘米）≈105Pa，1b/in²（1磅/平方英寸）≈6894.76Pa，将几种单位列于同一表内便于换算。

高压蒸汽灭菌技术关键是在压力上升之前需将锅内冷空气排尽。因为灭菌主要是靠温度而不是压力。若锅内未排除的冷空气滞留在锅中，压力表虽指向121℃，但锅内温度实际上只有100℃（空气排除程度与温度关系见表7-2），结果造成灭菌不彻底。

表7-2 空气排除程度与温度关系

压力表读数/Pa	灭菌器内温度/℃				
	未排除空气	排除1/3空气	排除1/2空气	排除2/3空气	完全排除空气
35	72	90	94	100	109
70	90	100	105	109	115
105	100	109	112	115	121
140	109	115	118	121	126
175	115	121	124	126	130
210	121	126	128	130	135

待灭菌物品中的微生物种类、数量与灭菌效果直接相关。一般在小试管、锥形瓶中小容量的培养基，用121℃灭菌20min，大容量的固体培养基传热量慢，灭菌时间适当延长。天然培养基含菌和芽孢较多，较合成培养基灭菌时间略长。

实验室常用的灭菌锅有非自控手提式高压蒸汽灭菌锅（图7－2）和自控式灭菌锅，其结构和工作原理是相同的。本实验介绍的是非自控手提式高压蒸汽灭菌锅，自控式灭菌锅的使用可参考厂家说明书。具体操作步骤如下：

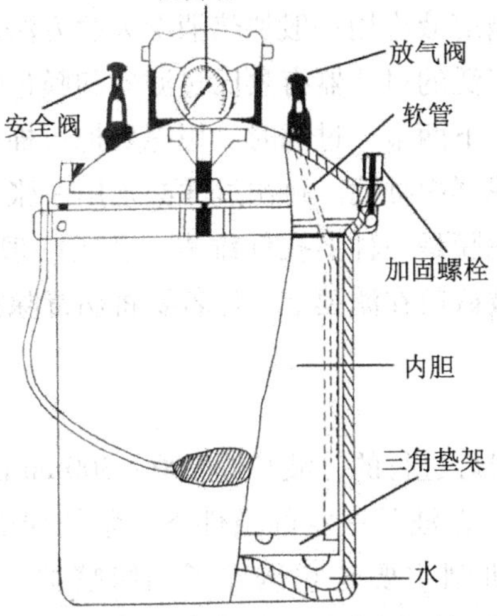

图7－2　手提式高压蒸汽灭菌锅模式图

1. **加水**：首先将内层锅取出，再向外层锅内加入适量的水，使水面没过加热蛇管，与三角架相平为宜。切勿忘记检查水位，加水量过少，灭菌锅会发生烧干引起炸裂事故。

2. **装料**：放回内层锅，并装入待灭菌的物品。注意不要装得太挤，以免妨碍蒸汽流通而影响灭菌效果。装有培养基的容器放置时要防止液体溢出，三角瓶与试管口端均不要与桶壁接触，以免冷凝水淋湿包扎的纸而透入棉塞。

3. **加盖**：将盖上与排气孔相连的排气软管插入内层锅的排气槽内，摆正锅盖，对齐螺口，然后以对称方式同时旋紧相对的两个螺栓，使螺栓松紧一致，勿漏气，并打开排气阀。

4. **排气**：打开电源加热灭菌锅，将水煮沸，使锅内的冷空气和水蒸气一起从排气孔中排出。一般认为，当排出气流很强并有“嘘”声时，表明锅内空气已排尽，沸腾后约需3分钟。

5. **升压**：冷空气完全排尽后，关闭排气阀，继续加热，锅内压力开始上升。

6. **保压**：当压力表指针达到所需压力时，控制电源，开始计时并维持压力至所需的时间。如本实验中采用0.1Mpa，121.5℃，20min灭菌。

7. **降压**：达到灭菌所需的时间后，切断电源，让灭菌锅温度自然下降，当压力表的压力降至“0”后，方可打开排气阀，排尽余下的蒸汽，旋松螺栓，打开锅盖，取出灭菌物品，倒掉锅内剩水。压力一定要降到“0”后，才能打开排气阀，开盖取物。否则就会因锅内压力突然下降，使容器内的培养基或试剂由于内外压力不平衡而冲出容器口，造成瓶口被污染，甚至灼伤操作者。

8. 无菌检查：将已灭菌的培养基放入37℃恒温培养箱培养24h，检查无杂菌后才可使用。

三、过滤除菌

许多材料例如血清与糖溶液应用一般加热消毒灭菌方法均会被热破坏，因此，采用过滤除菌的方法。应用最广泛的过滤器有蔡氏过滤器和膜过滤器。蔡氏过滤器是用银或铝等金属做成的，分为上、下两节，过滤时，用螺旋把石棉板紧紧地夹在上、下两节滤器之间，然后将溶液置于滤器中抽滤。每次过滤必须用一张新滤板。滤膜过滤器的结构与蔡氏过滤器相似，只是滤膜是一种多孔纤维素，孔径一般为0.45μm，过滤时，液体和小分子物质通过，细菌被截留在滤膜上，但若要将病毒除掉，则需更小孔径的滤膜。

四、紫外线灭菌

紫外线灭菌是用紫外线灯进行的，波长为200～300nm的紫外线都有杀菌能力，其中以260nm的杀菌力最强。在波长一定的条件下，紫外线的杀菌效率与强度和时间的乘积成正比。紫外线杀菌机制主要是它诱导了胸腺嘧啶二聚体的形成，从而抑制了DNA的复制。另一方面，由于辐射能使空气中的氧电离成［O］，再使O_2氧化生成臭氧（O_3）或使水（H_2O）氧化生成过氧化氢（H_2O_2），O_3和H_2O_2均有杀菌作用。紫外线穿透力不大，所以只适用于无菌室、接种箱、手术室内空气及物体表面灭菌。距离以不超过1.2m为宜。

此外，为了加强紫外线灭菌效果，在打开紫外线灯以前，可在无菌室内（或接种箱内）喷洒3%～5%的石炭酸溶液，一方面使空气中附着有微生物的尘埃降落，另一方面也可以杀死一部分细菌。无菌室内的桌面、凳子可用2%～3%的来苏尔擦洗，然后再开紫外线灯照射，即可增强杀菌效果，达到灭菌目的。

由于紫外线对眼结膜及视神经有损伤作用，对皮肤有刺激作用，所以，不能直视紫外线灯光，更不能在紫外线灯光下工作。

【实验报告】

说明高压蒸汽灭菌原理和适用范围。根据实验过程写作实验报告。

【思考题】

1. 培养基配制好后，为什么必须立即灭菌？如何检查灭菌后的培养基是否灭菌彻底？
2. 为什么干热灭菌比湿热灭菌所需要的温度高，时间长？
3. 为什么要将锅内冷空气排尽？灭菌完后，为什么需压力降至“0”后才能开盖取物?

4. 在制备的培养基中，何为碳源？何为氮源?

5. 天然培养基为什么不需另加微量元素?

6. 配制培养基时为什么要调节 pH?

7. 配制固体培养基时，需在液体培养基中添加多少量的琼脂?

8. 制作斜面培养基时，其斜面长度应相当于试管长度几分之几为宜?

9. 染菌培养基或培养器皿为什么不能直接洗涤而需先经过高压蒸汽灭菌？培养皿或锥形瓶内含菌固体培养基灭菌后如何处理?

10. 简述配制培养基的基本步骤、关键步骤和注意事项。

第二部分　微生物学综合性实验模块

实验八　三峡库区道地药材基地土壤微生物的分离与纯化

【目的要求】

1. 了解细菌、放线菌、酵母菌及霉菌四大类微生物的最适培养条件。
2. 学会从菌落及培养特征区分细菌、酵母菌、放线菌和霉菌。
3. 掌握从土壤中将混杂的各种微生物分离成纯种的原理和方法。
4. 巩固微生物的无菌操作接种技术。

【基本原理】

纯种分离技术是微生物学中最重要的基本技术之一。从混杂微生物群体中获得单一菌株纯培养的方法称为分离。纯种是指一株菌种或一个培养物中所有的细胞或孢子都是由一个细胞分裂、繁殖而产生的后代。

在自然界中，土壤是微生物生活的大本营。土壤里生活的微生物的数量和种类是极其多样的，是寻找和发现有重要应用潜力的微生物的菌种资源库，是人类开发利用微生物资源的重要基地。不同土样中各类微生物数量不同，一般土壤中细菌数量最多，其次为放线菌和霉菌。酵母菌在一般土壤中的数量较少，而在水果表皮、果园、葡萄园土中数量较多，一般在较干燥、偏碱性、含丰富有机质的土壤中放线菌数量较多。

分离微生物时，一般是根据该微生物对营养、pH、氧气等要求不同，而供给它们适宜的生活条件，或加入某种抑制剂造成只利于此菌生长，不利于其他菌生长的环境，从而淘汰不需要的菌。分离微生物常用的方法有稀释平板法和划线分离法，根据不同的材料，可以采用不同的方法，其最终目的是培养基上出现要分离微生物的单菌落，必要时再对单菌落进一步分纯。在用稀释平板分离微生物时，还可以同时对所分离的微生物进行计数。尽管所分离、纯化的菌种不同，但分离、筛选及纯化新菌种的步骤都基本相似，大致分为采样、富集培养、纯种分离和性能测定四个步骤。具体的方法如下：

采样：主要依据所筛选的微生物生态及分布概况，综合分析决定采样地点。

富集培养：根据所筛选菌种的生理特性，加入某些特定物质，使所需的微生物增殖，造成数量上的优势，限制不需要的微生物生长繁殖。对无特殊性能要求的菌，可略去。

纯种分离：可用十倍比稀释平板分离法、划线分离法、涂布分离法、单细胞分离法等。

性能测定：分初筛和复筛两步。

为了分离和确保获得某种微生物的单菌落，首先要考虑制备不同稀释度的菌悬液。各类菌稀释度因菌源、气温、采样季节等条件而异。其次，应考虑各类微生物的不同特性，避免菌源中各类微生物的相互干扰。细菌或放线菌皆喜中性或微碱性环境，但细菌比放线菌生长快，分离放线菌时，一般在制备土壤稀释液时添加10%的酚或在分离培养基中加相应的抗生素以抑制细菌和霉菌（如抑制细菌可添加链霉素25～50μ/mL；抑制霉菌可添加制霉菌素50μ/mL或多菌灵30μ/mL）。酵母菌和霉菌都喜酸，一般酵母菌不能直接利用淀粉，只能以糖为碳源，酵母菌在pH为5时生长极快，而细菌生长的适宜pH为7，所以分离酵母菌时，选择适宜的培养基和pH，即可降低细菌增殖率。霉菌生长慢，也不干扰酵母菌分离。若分离霉菌，需要降低细菌增殖率，一般在培养基临用前添加灭过菌的乳酸或链霉素即可。为了防止菌丝蔓延干扰菌落计数，分离霉菌时常在培养基中加入化学抑制剂。要想获得某种微生物的纯培养，还需提供有利于该微生物生长繁殖的最适培养基及培养条件。微生物四大类菌的分离培养基、最适培养时间、最适培养温度见表8－1。

据估计，即使采用最先进的分离技术，人类生产和生活中现已开发利用的微生物尚未超过其存在量的1%。寻找和发现具有新功能及重要应用潜力的微生物菌种资源，还有待于不断提出新思路、新的筛选与分离纯化方法。

表8－1 四大类群微生物的分离和培养

样品来源	分离对象	分离方法	稀释度	培养基名称	培养温度℃	时间/d
土样	细菌	稀释分离	10^{-5}～10^{-7}	牛肉膏蛋白胨	30～37	1～2
土样	放线菌	稀释分离	10^{-3}～10^{-5}	高氏1号	28	5～7
土样	霉菌	稀释分离	10^{-2}～10^{-4}	马铃薯	28～30	3～5
面肥（或土样）	酵母菌	稀释分离	10^{-4}～10^{-6}	豆芽汁葡萄糖	30～37	1～2
细菌分离平板	细菌	划线分离		牛肉膏蛋白胨	28～30	2～3

【实验器材】

1. 土样： 三峡库区道地药材基地土样，选定采样点后，铲去表土层2～3cm，取3～10cm深层土壤10g，装入已灭菌的牛皮纸袋内，封好袋口，并记录取样地点、环境及日期。土样采集后应及时分离，如不能立即分离的，应低温、干燥保存，尽量减少其中菌相的变化。

2. 其他： 90mL无菌水1瓶，45mL无菌水1瓶（装小玻璃珠若干），无菌吸管，天平，酒精灯，培养皿，移液管，接种环，玻璃刮铲，称量纸，药勺，橡皮头，10%酚溶液，记号笔，牛肉膏蛋白胨培养基、马铃薯培养基，高氏1号培养基和豆芽汁葡萄糖培养基等。

【操作步骤】

平板分离菌有倾注法（稀释倒平板法）和涂布法两种。本次实验分离细菌、放线菌、霉菌时采用倾注法，酵母菌分离采用涂布法。

一、细菌的分离

1. 制备土壤稀释液（用十倍比稀释法，如图8－1）

（1）称取土样1g，在火焰旁加入盛有99mL无菌水并装有玻璃珠的锥形瓶中，充分振荡10min，使土样中菌体、芽孢或孢子均匀分散，制成10^{-2}稀释度的稀释液，做好标记。

（2）用无菌吸管吸取10^{-2}溶液1mL（振荡后土壤悬液静默15s）至9mL无菌水中，反复吹吸调匀，即稀释了10倍，得到10^{-3}土样稀释液。

（3）吸取10^{-3}溶液1mL至9mL无菌水中，得到10^{-4}土样稀释液，如此类推，得到10^{-5}、10^{-6}、10^{-7}土样稀释液。

（4）如果要分离芽孢细菌，可将10^{-2}稀释液吸出一部分（10mL左右）于无菌试管中，在水浴中70～80℃加热15min（从达到70℃时开始计算时间），进行巴氏灭菌后再稀释。

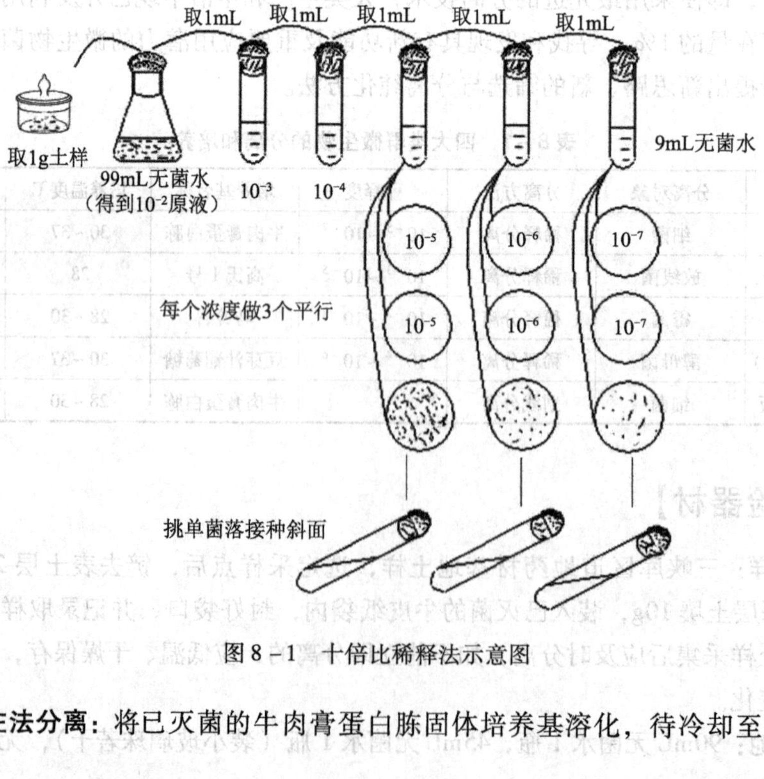

图8－1 十倍比稀释法示意图

2. 倾注法分离：将已灭菌的牛肉膏蛋白胨固体培养基溶化，待冷却至45～50℃，

分别倾入已盛有 10^{-5}、10^{-6}、10^{-7} 土壤稀释液的无菌培养皿内。注意：温度过高易将菌烫死，皿盖上冷凝水太多，也会影响分离效果；低于45℃培养基易凝固，平板易出现凝块、高低不平。倾倒培养基时注意务必无菌操作。左手拿培养皿，右手拿锥形瓶底部，左手同时用小指和手掌将棉塞拔开，灼烧瓶口，用左手大拇指将培养皿盖打开一缝，至瓶口正好伸入，倾入培养基 12～15mL，将培养皿在桌面上轻轻前后左右转动，使稀释的菌悬液与溶化的琼脂培养基混合均匀，混匀后静置桌上。

3. 培养：待平板完全冷凝后，将平板倒置于30℃恒温箱中，培养 24～48h 后，观察结果。

二、放线菌的分离

1. 制备土壤稀释液：称取土样 1g，加入盛有 99mL 无菌水并装有玻璃珠的锥形瓶，加入 10 滴 10% 酚溶液（抑制细菌），有时也可不加酚。振荡后静置 5min，即成 10^{-2} 土壤稀释液。

2. 倾注法分离：按前法将土壤稀释液分别稀释为 10^{-3}、10^{-4}、10^{-5} 三个稀释度，然后用无菌移液管依次分别吸取 1mL10^{-5}、10^{-4}、10^{-3} 土壤稀释液于相应编号的无菌培养皿内，用高氏 1 号培养基依前法倒平板，每个稀释度做 3 个平行。

3. 培养：平板冷凝后，倒置于28℃恒温箱中培养 5～7d 后观察结果。

三、霉菌的分离

1. 制备土壤稀释液：称取土样 5g，加入到盛有 95mL 无菌水并装有玻璃珠的锥形瓶中，振荡 10min，即得到 10^{-2} 的土壤稀释液。

2. 倾注法分离：依前法稀释成 10^{-3}、10^{-4} 的稀释液。然后用无菌移液管分别吸取 1mL 10^{-4}、10^{-3}、10^{-2} 稀释液于相应编号的培养皿内。用马铃薯培养基倒平板，为抑制细菌和降低菌丝蔓延速度，培养基用前需加链霉素、孟加拉红和去氧胆酸钠。每稀释度做 2～3 个平行。

3. 培养：平板冷凝后，倒置于28℃恒温箱中培养 3～5d 后观察结果。

四、酵母菌的分离

1. 制备菌悬液：称取面肥 1g，加入到盛有 99mL 无菌水并装有玻璃珠的锥形瓶中，面肥发黏，用接种铲在锥形瓶内壁磨碎后移入无菌水内，振荡 20min，即成 10^{-2} 的面肥稀释液。若选用果园土样，也依前法称取 1g 土样，制成 10^{-2} 土壤稀释液。

2. 涂布法分离：依前法向无菌培养皿中倒入已溶化并冷却至 45～50℃ 的豆芽汁葡萄糖培养基，冷凝后，用无菌移液管吸取 10^{-6}、10^{-5}、10^{-4} 稀释度菌悬液 0.1mL，依次滴加于对应的豆芽汁葡萄糖培养基平板上，右手持无菌玻璃涂棒，左手拿培养皿，用拇指将皿盖打开一缝，在火焰旁右手持玻璃涂棒于培养皿平板表面将菌液自平板中央均匀向四周涂布扩散。

3. 培养：待完全冷凝后，将平板倒置于30℃恒温箱中培养 2～3d 后观察结果。

五、菌落形态的观察

四大类微生物菌落特征差异较大，可以通过其菌落的形状、大小、湿润程度、颜色、致密度等加以初步区分。

【实验报告】

1. 记录微生物四大类菌的分离方法及培养条件于表 8 – 2。

表 8 – 2　微生物四大类菌的分离方法及培养条件

特征 名称	生长形状	菌落光泽	表面光泽	与培养基结合程度	培养温度	培养时间
细菌						
放线菌						
酵母菌						
霉菌						

2. 将你所分离的微生物平板菌落计数结果填入表 8 – 3 中。

表 8 – 3　平均每克样品所含微生物数

皿	每皿长出菌落数			每克样品所含菌数		
	10^{-}	10^{-}	10^{-}	10^{-}	10^{-}	10^{-}
第 1 皿						
第 2 皿						
第 3 皿						
均值						

3. 将你所分离样品中单菌落菌株的菌落培养特征与镜检形态记录于表 8 – 4 中。

表 8 – 4　含菌样品中分离的菌株特征记录

菌株编号	分离培养基	菌落特征	镜检形态

4. 记录斜面培养条件及菌苔特征（包括纯化结果）于表 8 – 5。

表 8 – 5　微生物四大类菌的斜面培养条件及菌苔特征

微生物	培养基名称	培养温度	培养时间	菌苔特征	纯化程度
细菌					
放线菌					
酵母菌					
霉菌					

【思考题】

1. 在恒温箱中培养微生物时为什么要把培养皿倒置？
2. 为什么要将已溶化琼脂培养基冷却到45～50℃才能倒入装有菌液的培养皿内？
3. 划线分离时为什么每次都要将接种环上多余菌体烧掉？划线时为何不能重叠？
4. 为什么在分离放线菌时要加入10%的酚？加在哪里？
5. 分离微生物的目的是什么？用稀释法分离，怎样保证准确并防止污染？
6. 用划线法分离，怎样保证得到较多的单菌落，由菌落如何得到纯培养菌种？
7. 简述细菌、放线菌、霉菌和酵母菌四大类群微生物的菌落特征。

实验九　三峡库区道地药材基地土壤微生物的显微形态和菌落特征观察

Ⅰ微生物菌落特征观察

【目的要求】

1. 掌握已知细菌、放线菌、酵母菌和霉菌四大类微生物的菌落特征。
2. 学会根据菌落的形态特征判断未知菌的大致种类。

【基本原理】

不同种类的微生物微观显微形态不同，宏观的菌落特征也大不一样。

【实验器材】

1. 菌种： 大肠杆菌、金黄色葡萄球菌、枯草芽孢杆菌、酿酒酵母（Saccharomyces cerevisiae)、灰色链霉菌（Streptomyces griseus)、黑曲霉（Aspergillus niger)、产黄青霉（Penicillium chrysogenum)、球孢白僵菌（Beauveria bassiana）等细菌的斜面菌种。

2. 培养基： 牛肉膏蛋白胨培养基、高氏1号培养基、马铃薯培养基、无菌水、接种环、接种针、酒精灯、无菌培养皿、电热恒温箱等。

【操作步骤】

一、制备已知菌的单菌落

1. 制备平板： 将已溶化的无菌培养基冷却至50℃左右，分别制备牛肉膏蛋白胨培养基平板、高氏1号培养基平板和马铃薯培养基平板各一皿。

2. 制备菌悬液或孢子悬液： 在培养好的斜面菌种管内加入5mL无菌水，制成菌悬液。

3. 制备单菌落：通过平板划线法获得细菌、酵母菌和放线菌的单菌落。用三点接种法获得霉菌的单菌落。细菌于37℃恒温培养24～48h，酵母菌于28℃培养2～3d，霉菌和放线菌置28℃培养5～7d，待长成菌落后，仔细观察菌落特征，并记录于表9－1中。

二、制备未知菌的单菌落

1. 倒平板：无菌操作倒平板。

2. 接种：可用弹土法接种，其方法为采集三峡库区道地药材基地的土壤样品，待风干磨碎后，撒在无菌硬板纸表面，弹去浮土，打开皿盖，将含土的纸面对着平板表面，用手指轻弹即可接种上。

3. 培养：将牛肉膏蛋白胨培养基平板倒置于37℃培养箱中恒温培养2～3d，将马铃薯蔗糖培养基倒置于28℃培养箱中恒温培养3～5d，即可获得未知菌的单菌落。

4. 编号：从培养好的未知平板中，挑选10个不同的单菌落并编号，根据菌落特征识别要点区分未知菌落类群，并将判断结果填入表9－2中。

三、直接观察菌落

用其他实验中分离获得的单菌落进行观察识别，并将结果填入表9－2中。

注意事项：

（1）观察菌落特点时，务必选择分离得很开的较大的单菌落。

（2）已知菌落和未知菌落要编号，请勿随意移动开盖，以免混淆。

【实验报告】

1. 根据实验写作实验报告。

2. 将已知菌落的形态特征和未知菌落的辨别结果分别记录于表9－1、表9－2中。

表9－1 已知菌菌落的特征

微生物类别	菌名	识别要点				菌落描述						
		湿		干		表面	隆起形状	边缘	颜色			透明度
		厚薄	大小	松密	大小				正面	反面	水溶性色素	
细菌	大肠杆菌											
	金黄色葡萄球菌											
	枯草杆菌											
酵母菌	酿酒酵母											
	粘红酵母											
	热带假丝酵母											

续表

微生物类别	菌名	识别要点				菌落描述						
		湿		干		表面	隆起形状	边缘	颜色			透明度
		厚薄	大小	松密	大小				正面	反面	水溶性色素	
放线菌	细黄链霉菌											
	灰色链霉菌											
霉菌	产黄青霉											
	黑曲霉											
	球孢白僵菌											

表 9－2 未知菌菌落的特征

菌落号	湿		干		菌落描述							判断结果	
								颜色					
	厚薄	大小	松密	大小	表面	边缘	隆起形状	正面	反面	透明度	水溶性色素	1	2
1													
2													
3													
4													
5													
6													
7													
8													
9													
10													

【思考题】

试比较细菌、放线菌、酵母菌和霉菌菌落特征的主要差异。

Ⅱ 放线菌的观察

【目的要求】

1. 了解放线菌的营养菌丝、气生菌丝、孢子丝和孢子的形态特征。
2. 学习放线菌菌丝的观察方法。

【基本原理】

放线菌是由不同长短的、纤细的菌丝所形成的单细胞菌丝体。菌丝体分两部分，即潜入培养基中的营养菌丝（或称基内菌丝）和生长在表面的气生菌丝。有些种类在气生菌丝的末端分化成各种孢子丝，呈螺旋形、波浪形或分枝状等。由孢子丝形成成串分生孢子，常呈圆形、椭圆形或杆状等，气生菌丝和孢子的形状、颜色常作为放线菌分类的重要依据。

将培养于高氏培养基平板上的放线菌压印在载玻片上，最容易印在玻片上的是处于菌体生长先端且易于脱离的孢子，其次是孢子丝，在印片较深时，也有少量气生菌丝被印在玻片上，将印片染色后镜检，可以清楚地看到未受扰乱的放线菌分生孢子的排列情况。

【实验器材】

1. **菌种**：紫色直丝链霉菌（Streptomyces violaceorectus）、吸水链霉菌（Streptomyces hygroscopicus）、诺卡菌（Nocardia）、小单孢菌（Micromonosporaceae）。
2. **试剂**：石炭酸复红，95%乙醇。
3. **器皿**：显微镜，载玻片，盖玻片，接种铲等。

【操作步骤】

一、涂片法

观察放线菌菌丝体形态。

1. 取诺卡菌菌落少许，在无菌水中仔细分散。
2. 风干，固定，用石炭酸复红进行简单染色。
3. 在油镜下观察繁杂的分枝丝状体，最后绘图。

二、印片法

观察放线菌孢子丝及分生孢子形态。

1. **制片**：取干净载玻片一块，用小刀切紫色直丝链霉菌培养体一块（带培养基切下），放在载玻片上，用另一载玻片对准菌块的气生菌丝轻轻按压，然后将载玻片垂直拿起。注意不要使培养体在玻片上滑动，否则会打乱孢子丝的自然形态。
2. **固定**：将印有放线菌的涂面朝上，通过酒精灯火焰2～3次加热固定。
3. **染色**：用石炭酸复红染色液染色1min。
4. **水洗**：自然晾干（不能用吸水纸吸）。
5. **镜检**：用高倍镜、油镜观察孢子丝、分生孢子形态及孢子排列情况。

三、插片培养法

观察放线菌完整的自然生长形态。

1. 制平板、接种：用冷却至约50℃的高氏1号琼脂培养基倒平板，可用两种方法接菌。

（1）先接种后插片：冷凝后用接种环挑取少量斜面上的孢子，用平板培养基的一半面积进行来回划线接种。

（2）先插片后接种：用平板培养基的另一半面积进行。

2. 插片及培养：用无菌镊子取无菌盖玻片，在已接种平板上以45°角斜插入培养基内，插入深度约占盖玻片1/2长度。同时，在另一半未经接种的部位以同样方式插入数块盖玻片，然后接种少量孢子至盖玻片一侧的基部，且仅接种于其中央位置约占盖玻片长度的一半，以免菌丝蔓延至盖玻片的另一侧。28℃倒置培养3～7d。

【思考题】

1. 印片法最需要注意的是什么？
2. 在高倍镜或油镜下如何区分放线菌的基内菌丝和气生菌丝？
3. 用插片法如何制备放线菌标本？优点是什么？可否用此法观察其他微生物？为什么？

Ⅲ酵母菌形态观察

【目的要求】

1. 了解酵母菌的细胞形态及出芽生殖方式。
2. 掌握区分酵母菌死、活细胞的染色方法。

【基本原理】

酵母菌是多形的、不运动的单细胞真核微生物，较细菌个体为大，通常为卵圆形、圆形、圆柱形或柠檬形。有些酵母菌细胞与其子代细胞连在一起成为链状，称为假丝酵母。酵母菌的细胞核与细胞质已有明显的分化，原生质中常含有肝糖、脂肪粒等内含物，成年细胞中央有很大的液泡。其繁殖方式也较为复杂，无性繁殖主要是出芽生殖，仅裂殖酵母属是以分裂方式繁殖；有性繁殖是通过接合产生子囊孢子，为生孢酵母，属于真菌子囊菌亚门，有的不能形成子囊孢子，故列入半知菌亚门。

本实验通过用美蓝染色制成水浸片来观察生活的酵母形态和出芽生殖方式。美蓝是一种无毒性染料，它的氧化型是蓝色的，而还原型是无色的，用它来对酵母的活细胞进行染色，由于细胞中新陈代谢的作用，使细胞内具有较强的还原能力，能使美蓝从蓝色的氧化型变为无色的还原型，所以酵母的活细胞无色，而对于死细胞或代谢缓慢的老细胞，则因它们无此还原能力或还原能力极弱，而被美蓝染成蓝色或淡蓝色。因此，用美蓝水浸片不仅可观察酵母形态，还可以区分死、活细胞，但美蓝的浓度、作用时间等均有影响。

酵母菌的子囊孢子生成与否及其形状是酵母菌分类上的重要依据。一部分酵母菌只有在最适条件下，才能观察到形成的子囊孢子，不同种属的酵母菌，形成子囊孢子的条件不同。本实验采用上一个实验分离到的库区土样真菌为材料，进行子囊孢子的观察。

【实验器材】

1. **菌种**：热带假丝酵母（Candida tropicalis）、啤酒酵母（Saccharomyces cerevisiae）、青霉（Penicillium）。

2. **试剂**：0.1%吕氏碱性美蓝染液。

3. **器皿**：显微镜，载玻片，盖玻片，接种环等。

【操作步骤】

一、观察啤酒酵母的菌体形态

1. 在清洁载片上滴0.1%美蓝1滴。

2. 用接种环挑取少许啤酒酵母菌落与上液混合，盖上盖玻片。

3. 用显微镜观察其形态特征以及出芽生殖情况。

4. 区分酵母菌的死、活细胞。

二、观察青霉、热带假丝酵母的形态——载玻片小室培养法

1. 取直径约7cm的圆形滤纸一张，铺于直径9cm的培养皿底部，放一U形玻璃棒于滤纸上，其上平放一洁净的载玻片和盖玻片，盖好培养皿后灭菌（图9－1）。

2. 取少量固体培养基加热溶化，无菌操作注入另一无菌培养皿中，使凝成薄层。用无菌的解剖刀把琼脂切成1cm见方小块，并将此琼脂块移至载玻片中央。

3. 用接种环按无菌操作取孢子悬液或孢子接种在小琼脂块的四周，将培养皿中已灭菌的盖玻片覆盖于琼脂块上。往培养皿的滤纸上滴加2～3mL无菌水。

4. 将培养皿放入温箱培养2～3d，待菌丝体已经生长到琼脂块周围的载玻片及盖玻片上，并产生孢子时镜检。

5. 将载玻片取出置显微镜下直接观察，也可取下盖玻片，翻转并滴加1滴95%乙醇，使之扩散到菌丝体上，在乙醇挥发完之前翻转，盖在加有1滴无菌水的载玻片上观察，或者将载玻片上的琼脂块移去，加1滴95%乙醇润湿菌丝体，加1滴无菌水和盖玻片镜检。

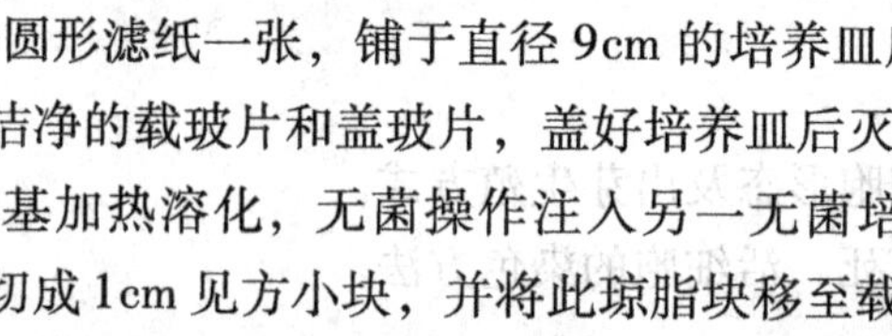

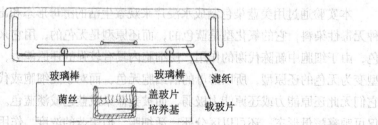

图9－1 载玻片小室培养示意图

注意事项：

（1）用于活化酵母菌的麦芽汁培养基要新鲜、表面湿润。

（2）在产孢培养基上加大接种量，可提高子囊形成率。

（3）通过微加热增加酵母的死亡率，易于观察死亡细胞。

酵母菌的简易培养方法：配2%葡萄糖水，煮沸，装入三角瓶中（液面高度1～2cm），加HCl调至pH 3～5，放入几块葡萄皮（或其他糖分较高的果皮），置28℃温箱中培养2～3d，闻到酒香味后，即可取培养液镜检。

【思考题】

1. 酵母菌的假菌丝是如何形成的？与霉菌的真菌丝有哪些区别？
2. 如何区分释放出的子囊孢子和营养细胞？

Ⅳ霉菌的形态观察

【目的要求】

1. 了解霉菌的形态特征。
2. 掌握微生物载玻片湿室培养法。

【基本原理】

霉菌是指常见的丝状真菌，它和放线菌一样，具有繁杂的分枝丝状体，但是它的菌丝粗大，为多细胞的个体，菌丝中有隔膜或无隔膜，具有完整的多个细胞核。霉菌有无性繁殖和有性繁殖。无性繁殖产生的孢子叫无性孢子，如分生孢子、游动孢子、孢囊孢子或节孢子等。有性繁殖产生有性孢子，如接合孢子、卵孢子、担孢子、子囊孢子等。一般根据其形态特征即可鉴定。

霉菌菌落粗大如棉絮状，蓬松地长满培养皿，或细密作绒毛状，表面和背面常具有各种颜色，有的还可分泌色素。

霉菌的有些结构在制片过程中易被破坏，影响观察，可采用载片培养法。此法便于直接在显微镜下观察，尤其适用于根霉的假根、曲霉的足细胞及分生孢子链等结构的着生和生长情况的观察，并且还可在同一标本上观察到微生物发育的不同阶段的形态。

【实验器材】

1. 菌种：产黄青霉、黑曲霉、黑根霉（Rhizopus nigrians）、总状毛霉（Mucor racemosus）等斜面菌种。

2. 培养基：半固体PDA培养基。

3. 其他：乳酸苯酚固定液、棉蓝染色液、20%甘油、透明胶带、剪刀、培养皿、盖玻片、载玻片、U形玻棒搁架、圆形滤纸片、接种环、细口滴管、镊子、显微镜。

【操作步骤】

一、霉菌的载玻片湿室培养

1. 准备湿室：在培养皿底铺一张圆形滤纸片，其上放一 U 形载玻片搁架，在搁架上放一块载玻片和两块盖玻片，盖上皿盖，外用纸包扎，经 121℃湿热灭菌 30min 后，置 60℃烘箱中烘干，备用。

2. 接种：用接种环挑取少量待观察的霉菌孢子至湿室内的载玻片上，每张玻片可接同一菌种的孢子两处。接种时只要将带菌的接种环在载玻片上轻碰几下即可。

3. 加培养基：用无菌细口滴管吸取少量溶化的约 50℃的培养基，滴加到载玻片的接种处，培养基应滴得圆而薄，其直径约为 0.5cm（滴加量一般以 1/2 小滴为宜）。

4. 加盖玻片：在培养基未彻底凝固前用无菌镊子将皿内盖玻片盖在琼脂块薄层上，用镊子轻压，使盖玻片和载玻片间的距离相当接近，但不能压扁，否则不透气。

5. 倒入保湿剂：每皿倒入大约 3mL 20% 的无菌甘油，使皿内的滤纸完全润湿，以保持皿内湿度，在皿盖上做好标记后即为制成的载玻片湿室，最后 28℃恒温培养 3～5d。

二、黑根霉假根的培养

将溶化的 PDA 培养基冷却至 50℃倒入无菌平皿，其量约为平皿高度的 1/2。冷凝后，用接种环蘸取根霉孢子，在平板表面划线接种。然后将平皿倒置，在皿盖内放一无菌载玻片，于 28℃培养 2～3d 后，可见根霉的气生菌丝倒挂成胡须状，有许多菌丝与载玻片接触，并在载玻片上分化出假根和匍匐菌丝等结构。

三、镜检观察

1. 湿室培养霉菌镜检载玻片：从培养 16～20h 开始，通过连续观察，可了解孢子的萌发、菌丝体的生长分化和子实体的形成过程。将湿室内的载玻片取出，直接置于低倍镜和高倍镜下观察曲霉、毛霉、青霉、根霉等霉菌的形态，重点观察菌丝是否分隔，曲霉的足细胞，曲霉和青霉的分生孢子形成特点，根霉和毛霉的孢子囊和孢囊孢子，最后绘图。

2. 粘片观察：取 1 滴棉蓝染色液置于载玻片中央，取一段透明胶带，打开霉菌平板培养物，粘取菌体，粘面朝下，放在染液上，然后镜检。

3. 假根观察：将培养根霉假根的平皿打开，取出皿盖内的载玻片标本，在附着菌丝体的一面盖上盖玻片，置显微镜下观察。只要用低倍镜就能观察到假根及从根节上分化出的孢子囊梗、孢子囊、孢囊孢子和两个假根间的匍匐菌丝。

4. 制成永久装片：将观察到的霉菌形态较清晰、完整的片子制成标本进行较长期保存。制备方法：轻轻揭去盖玻片，如果载玻片上有琼脂，仔细挑去，然后滴加少量乳酸苯酚固定液，盖上干净盖玻片，在盖玻片四周滴加树胶封固。

注意事项：载玻片湿室培养时，盖玻片不能紧贴载玻片，要彼此有极小缝隙，一是为了通气，二是使各部分结构平行排列，易于观察。

【实验报告】

1. 根据实验，写出实验报告。报告中需绘制毛霉、青霉、根霉和曲霉的镜检形态图。

2. 记录各菌种的载玻片标本观察结果于表9－3。

表9－3　各菌种的载玻片标本观察结果

菌种	菌丝体（气生菌丝、营养菌丝的粗细、色泽、菌丝有隔或无隔等）	无性孢子特征（孢子着生特征、孢子梗的分化特征等）	其他特征结构（有无假根、足细胞、匍匐菌丝、囊轴等）

【思考题】

1. 什么叫载玻片湿室培养？它适用于观察哪类微生物，有何优点？

2. 湿室培养时为何需要添加20%甘油作保湿剂？

3. 简述如何通过用肉眼观察普通琼脂平板上的四大微生物菌群的菌落形状、大小、色泽、透明度来区分细菌、放线菌、酵母菌和霉菌。

实验十　三峡库区水体的细菌学检查

饮用水是否符合卫生标准，需进行水体的细菌学检查，包括细菌总数及大肠菌群数量的测定。可以通过这两个指标了解水体的受污染程度。细菌总数指1mL水样在牛肉膏蛋白胨琼脂培养基平板上，于37℃经24h培养后所生长的细菌菌落总数。大肠菌群是一群在37℃下24h能发酵乳糖产酸产气，以大肠埃希菌（E. coli）为主的需氧及兼性厌氧的革兰阴性无芽孢杆菌。我国生活饮用水卫生标准中规定细菌总数在1mL水中不得超过100个，大肠菌群数不得超过3个/L。

Ⅰ水中细菌总数的测定

【目的要求】

1. 学习水样的采取方法和水样中细菌总数测定的方法。

2. 了解水源水的平板菌落计数原则。

3. 了解细菌总数与水质状况间的关系。

【基本原理】

检测水质中的细菌数量是评价水质状况的重要指标之一。本实验应用平板菌落计数技术测定水中细菌总数。由于水中细菌种类繁多，它们对营养和其他生长条件的要求差别很大，不可能找到一种培养基在一种条件下，使水中所有的细菌均能生长繁殖，因此，以一定的培养基平板上生长出来的菌落计算出来的水中细菌总数仅是一种近似值。目前一般是采用普通牛肉膏蛋白胨琼脂培养基。

【实验器材】

1. **培养基**：牛肉膏蛋白胨琼脂培养基。

2. **仪器或其他用具**：灭菌三角烧瓶，灭菌的带玻璃塞瓶，无菌空瓶，含1mL 30g/L的硫代硫酸钠（$Na_2S_2O_3 \cdot 5H_2O$）的灭菌采样瓶，9mL、90mL无菌水（含玻璃珠30～40粒），1mL、10mL无菌吸管，培养皿，刮铲等。

【操作步骤】

1. **采集水样**：供检水样的采集须按无菌操作法要求进行，并保证在运送、贮存过程中不受污染。采样后应立即送检，不得超过4h，否则应存于4℃冰箱，且24h内进行检验。

（1）自来水：先将自来水龙头用火焰烧灼3min灭菌，再开水龙头使水流3min后，以灭菌三角烧瓶接取水样，以待分析。若自来水中含余氯，则采样瓶应预先按每500mL水样加30g/L $Na_2S_2O_3 \cdot 5H_2O$溶液1mL，中和余氯（防止氯的消毒作用），减少误差。

（2）河水、池水或湖水：应取距水面10～15cm的深层水样，先将灭菌的带玻璃塞瓶瓶口向下浸入水中，然后翻转过来，除去玻璃塞，水即流入瓶中，盛满后，将瓶塞盖好，再从水中取出，带回立即检查，否则需低温保存。采样瓶上部应留空隙，以便检验时摇匀。

2. **细菌总数测定**

（1）自来水

1）用灭菌吸管吸取1mL水样，注入灭菌培养皿中。共做两个平皿。

2）倒入约15mL已溶化并冷却到45℃左右的牛肉膏蛋白胨琼脂培养基，旋摇混匀。

3）另取一空的灭菌培养皿，倒入牛肉膏蛋白胨琼脂培养基15mL作空白对照。

4）待培养基凝固后，倒置于37℃恒温培养箱中培养24h，进行菌落计数。

5）两个平板的平均菌落数即为1mL水样的细菌总数。

（2）池水、河水或湖水等

1）稀释水样。取3个灭菌空试管，分别加入9mL灭菌水。取1mL水样注入第一管

9mL 灭菌水内、摇匀，再自第一管取 1mL 至下一管灭菌水内，如此稀释到第三管，稀释度分别为 10^{-1}、10^{-2}与 10^{-3}。稀释倍数依水样污浊程度而定，以培养后平板的菌落数在 30 ~ 300 个最为合适，若 3 个稀释度的菌数均多到无法计数或少到无法计数，则需继续稀释或减小稀释倍数。

中等污秽水样，取 10^{-1}、10^{-2}、10^{-3} 稀释度，污秽严重取 10^{-2}、10^{-3}、10^{-4} 稀释度。

2）从最后 3 个稀释度的试管中各取 1mL 加入空灭菌培养皿中，每一浓度做 2 个。

3）各倒入 15mL 已溶化并冷却至 45℃左右的牛肉膏蛋白胨琼脂培养基，立即摇匀。

4）凝固后倒置于 37℃培养箱中培养 24h。

3. 菌落计数方法（表 10－1）

（1）先计算相同稀释度的平均菌落数。若其中一个平板有较大片状菌苔生长时，则不应采用，而应以无片状菌苔生长的平板作为该稀释度的平均菌落数。若片状菌苔的大小不到平板的一半，而其余的一半菌落分布又很均匀时，则可将此一半的菌落数乘 2 以代表全平板的菌落数，然后再计算该稀释度的平均菌落数。

（2）首先选择平均菌落数在 30 ~ 300 的，当只有一个稀释度的平均菌落数符合此范围时，则以该平均菌落数乘其稀释倍数即为该水样的细菌总数。

（3）若有两个稀释度的平均菌落数在 30 ~ 300，则按两者菌落总数之比值来决定。若其比值小于 2，应采取两者的平均数；若大于 2，则取其中较小的菌落总数。

（4）若所有稀释度平均菌落数均大于 300，则应按稀释度最高的平均菌落数乘稀释倍数。

（5）若所有稀释度平均菌落数均小于 30，则应按稀释度最低的平均菌落数乘稀释倍数。

（6）若所有稀释度的平均菌落数均不在 30 ~ 300，则以最接近 300 或 30 的平均菌落数乘以稀释倍数。

表 10－1　计算菌落数总数方法举例

例次	不同稀释倍数的平均菌落数			两个稀释度菌落数之比	菌落总数（个/mL）	备注
	10^{-1}	10^{-2}	10^{-3}			
1	1265	164	20	—	16400 或 1.6×10^4	两位以后的数字采取四舍五入
2	980	296	49	1.7	39300 或 3.9×10^4	
3	1312	288	65	2.3	28800 或 2.9×10^4	
4	无法计数	1650	525	—	525000 或 5.3×10^5	
5	26	10	8	—	260 或 2.6×10^2	
6	无法计数	355	19	—	35500 或 3.6×10^4	

【实验报告】

填写结果入表 10－2、表 10－3，并书写实验报告。

1. 自来水检测结果（表10－2）

表10－2 自来水检测结果

平板	菌落数	1mL自来水中细菌总数
1		
2		

2. 河水、池水或湖水等检测结果（表10－3）

表10－3 河水、池水或湖水等检测结果

稀释度	10^{-1}		10^{-2}		10^{-3}	
平板	1	2	1	2	1	2
菌落数						
平均菌落数						
计算方法						
细菌总数/mL						

【思考题】

1. 从自来水的细菌总数检测结果来看，是否符合饮用水标准？
2. 为什么取样的容器和操作过程均需按无菌操作的基本要求进行？
3. 自来水采样瓶为何要在灭菌前预先加入 $Na_2S_2O_3 \cdot 5H_2O$？它有何作用？
4. 国家对自来水的细菌总数有统一标准，各省份能否自行设计其测定条件（诸如培养温度、培养时间等）来测定水样细菌总数呢？为什么？

Ⅱ 水中大肠菌群的检测

【目的要求】

1. 学习检测水中大肠菌群的方法。
2. 了解大肠菌群数量与水质状况的关系。

【基本原理】

大肠菌群是一群在37℃下24h能发酵乳糖产酸产气，以大肠埃希菌为主的需氧及兼性厌氧的革兰阴性、无芽孢的杆状细菌，包括埃希菌属、柠檬酸细菌属、肠细菌属和克雷伯菌属等，主要来源于人畜粪便，是肠道中最普遍、数量最多的一类细菌，故以此作为粪便污染指标来评价水体、食品的卫生质量，具有广泛的卫生学意义。

大肠菌群能发酵乳糖产酸、产气，从而可与其他肠道菌相区别，因而易于检测。所以常将大肠菌群作为水源被粪便污染的指示菌。我国生活饮用水卫生标准（试行）

(TJ20－76) 中规定大肠菌数在1L饮用水中不得超过3个。常用的检测法有多管发酵法和滤膜法。多管发酵法的原理是根据大肠菌群能发酵乳糖、产酸产气以及具备革兰染色阴性，无芽孢，呈杆状等有关特性，通过三个步骤进行检验得到样本中的总大肠菌群数。实验结果以最可能数（most probable number），简称MPN表示，其含义指100mL（g）样品内含有大肠菌群数的实际数值。

伊红美蓝琼脂培养基是选择性培养基，具有选择性地培养出菌落为紫黑色、带金属光泽的大肠菌群。一定浓度胆盐能抑制 G^+ 和少部分 G^- 菌，该浓度对大肠菌群无影响。乳糖用来观察大肠菌群是否产酸产气。

【实验器材】

1. 试剂或培养基： 品红亚硫酸钠培养基（远藤培养基）、乳糖蛋白胨半固体培养基、乳糖蛋白胨培养液、三倍浓乳糖蛋白胨培养液、伊红美蓝培养基（EMB培养基）、革兰染色剂。

2. 仪器或其他用具： 微孔滤膜（孔径0.45μm）、滤器（容量500mL）、镊子、抽气设备、发酵用试管、培养皿、杜氏小管、刻度吸管或移液管、酒精灯、接种环、恒温培养箱、天平、显微镜和载玻片等。

3. 培养基及染色剂的制备

（1）革兰染色剂：结晶紫、碘液、乙醇、石炭酸复红。

（2）乳糖蛋白胨培养液：将10g蛋白胨、5g乳糖、3g牛肉膏和5g氯化钠加热溶解于1000mL蒸馏水中，调节溶液pH为7.2～7.4，再加入1.6%溴甲酚紫乙醇溶液1mL，充分混匀，分装于试管中，于121℃高压灭菌器中灭菌15min，贮存于冷暗处备用。

（3）三倍浓乳糖蛋白胨培养液：按上述乳糖蛋白胨培养液的制备方法配制。除蒸馏水外，各组分用量增加至3倍。

（4）品红亚硫酸钠培养基

1）贮备培养基的制备：于2000mL烧杯中，先将20～30g琼脂加到900mL蒸馏水中，加热溶解，然后加入3.5g磷酸氢二钾及10g蛋白胨，混匀，使其溶解，再用蒸馏水补充到1000mL，调节溶液pH至7.2～7.4。趁热用脱脂棉过滤，再加10g乳糖，混匀，定量分装于250mL或500mL锥形瓶内，置于高压灭菌器中，在121℃灭菌15min，贮存于冷暗处备用。

2）平皿培养基的制备：将已制备的贮备培养基溶化。根据锥形瓶内培养基的容量，用灭菌吸管按比例吸取一定量的5%碱性品红乙醇溶液，置于灭菌试管中；再按比例称取无水亚硫酸钠，置于另一灭菌空试管内，加灭菌水少许使其溶解，再置于沸水浴中煮沸10min（灭菌）。用灭菌吸管吸取已灭菌的亚硫酸钠溶液，滴加于碱性品红乙醇溶液内至深红色再退至淡红色为止（不宜加多）。将此混合液全部加入已溶化的贮备培养基内，并充分混匀（防止产气泡），立即倒入适量此培养基（约15mL）于已灭菌平皿内，待冷却凝固后，置冰箱内备用，保存时间不宜超过15d。如培养基已由淡红变成深红，则不宜使用。

（5）伊红美蓝培养基

1）贮备培养基的制备：于2000mL烧杯中，先将20～30g琼脂加到900mL蒸馏水中，加热溶解。再加入2g磷酸二氢钾及10g蛋白胨，混合使之溶解，用蒸馏水补充至1000mL，调节溶液pH至7.2～7.4。趁热用脱脂棉过滤，再加入10g乳糖，混匀后定量分装于250mL或500mL锥形瓶内，于121℃高压灭菌15min，贮于冷暗处备用。

2）平皿培养基的制备：将上述制备的贮备培养基溶化。根据锥形瓶内培养基容量，用灭菌吸管按比例吸取一定量已灭菌的2%伊红水溶液（0.4g伊红溶于20mL水）和一定量已灭菌的0.5%美蓝水溶液（0.065g美蓝溶于13mL水），加入贮备培养基内，并充分混匀（防止产气泡），立即倾入适量此培养基于已灭菌的空平皿内，待冷却凝固后，置冰箱内备用。

【操作步骤】

一、水样的采集

1. **自来水**：将自来水龙头用火焰烧灼3min灭菌，再拧开水龙头流水3min，以排除管道内积存的死水，随后用已灭菌的三角瓶接取水样供检测。

2. **河水、池水或湖水**：将无菌的带玻璃塞的小口瓶浸入距水面10～15cm深的水层中，瓶口朝上，除去瓶塞，待水流入瓶中装满后，盖好瓶塞，取出后立即带回检测，或存于冰箱，但不超过24h。

二、多管发酵法检测大肠菌群

1. 取5支装有三倍浓乳糖蛋白胨培养基的初发酵管，每管分别加入水样10mL。另取5支装有乳糖蛋白胨培养基的初发酵管，每管加入水样1mL。再取5支装有乳糖蛋白胨培养基的初发酵管，每管加入按1∶10稀释的水样1mL（即相当于原水样0.1mL），做好标记，即为15管法。接种待测水样量共计55.5mL。各管摇匀后在37℃恒温箱中培养24h。

若待测水样污染严重，可按上述3种梯度将水样稀释10倍（即分别接种原水样1mL、0.1mL、0.01mL），甚至100倍（即分别接种原水样0.1mL、0.01mL、0.001mL），以提高检测的准确度。此时，可不必用三倍浓乳糖蛋白胨培养基，全部使用乳糖蛋白胨培养基即可。

2. 取出培养后的发酵管，观察管内发酵液颜色变为黄色者记录为产酸，杜氏小管内有气泡者记录为产气。将产酸产气和只产酸的两类发酵管分别划线接种于伊红美蓝培养基上，在37℃恒温箱中培养18～24h。挑选深紫黑色和紫黑色带有或不带有金属光泽的菌落，或淡紫红色和中心色较深的菌落，将其一部分分别取样进行涂片和革兰染色观察。

3. 经镜检证实为革兰阴性无芽孢杆菌，则将此菌落的另一部分接种于装有倒置杜氏小管的乳糖蛋白胨培养液的复发酵管中，每管可接种同一发酵管的典型菌落1～3个，37℃培养24h，若为产酸产气者表明试管内有大肠菌群存在，记录为阳性管。

4. 根据3个梯度（10mL、1mL、0.1mL）每5支管中出现的阳性管数（即为数量指标），查“15管发酵法水中大肠菌群5次重复测数统计表”（表10-4）的细菌最可能数，再乘以100即换算成1L水样中的总大肠菌群数。

三、滤膜法检测大肠菌群

滤膜是一种微孔薄膜（孔径0.45μm），将水样注入已灭菌的放有滤膜的滤器上，经过抽滤可使细菌截留于滤膜上，然后将滤膜贴于品红亚硫酸钠平板上，培养后计数并鉴定滤膜上的紫红色并有金属光泽的菌落，计算出每升水样中的总大肠菌群数。此法适用于杂质和大肠菌群较少的水样，操作简单快速。具体操作步骤如下：

1. **滤膜的灭菌**：将滤膜放于烧杯中，加蒸馏水煮沸灭菌3次，每次15min，前2次煮沸后需换水，换水洗涤2~3次，以除净所附的残留物。

2. **滤器灭菌**：用点然的酒精棉球火焰灭菌，或高压蒸汽灭菌。

3. **滤器安装**：用无菌镊子夹取灭菌滤膜边缘，使其毛面向上，贴放于灭菌滤器上固定。

4. **水样过滤**：将332mL水样注入滤器滤膜上，加盖后在负压0.5×10^5Pa抽滤完后，再延时约5s，关上阀门，取下滤器。

5. **接种与培养**：用无菌镊子夹取滤膜边缘，小心地移贴于品红亚硫酸钠培养基平板上（载面向上），滤膜与培养基之间不得留有气泡，然后将平板倒置于37℃培养16~18h。

6. **结果观察**：挑取符合大肠菌群典型特征的菌落进行革兰染色。如系革兰染色阴性的无芽孢杆菌，将此菌落接种于一支乳糖蛋白胨半固体培养基中（接种前，此培养基应置于水浴中煮沸排气后，冷却备用），经37℃培养6~8h产气者可判定为大肠菌群阳性。

7. **结果计算**：菌数（个/L）=滤膜上生长的大肠菌群菌落数×3。

【实验报告】

1. **微孔滤膜法**：过滤水样量：37℃培养后特征菌落数；接种乳糖培养基后的阳性管数；总大肠菌群数（个/L）。

2. **多管发酵法**

（1）根据实验数据查表10-4。

表10-4 15管发酵法水中大肠菌群5次重复测数统计表

数量指标*	细菌最可能数	数量指标	细菌最可能数	数量指标	细菌最可能数	数量指数	细菌最可能数
000	0.0	203	1.2	400	1.3	513	8.5
001	0.2	210	0.7	401	1.7	520	5.0
002	0.4	211	0.9	402	2.0	521	7.0

续表

数量指标*	细菌最可能数	数量指标	细菌最可能数	数量指标	细菌最可能数	数量指数	细菌最可能数
010	0.2	212	1.2	403	2.5	522	9.5
011	0.4	220	0.9	410	1.7	523	12.0
012	0.6	221	1.2	411	2.0	524	15.0
020	0.4	222	1.4	412	2.5	525	17.5
021	0.6	230	1.2	420	2.0	530	8.0
030	0.6	231	1.4	421	2.5	531	11.0
100	0.2	240	1.5	422	3.0	532	14.0
101	0.4	300	0.8	430	2.5	533	17.5
102	0.6	301	1.1	431	3.0	534	20.0
103	0.8	302	1.4	432	40	535	25.0
110	0.1	310	1.1	440	3.5	540	13.0
111	0.3	311	1.1	441	4.9	541	17.0
112	0.5	312	1.7	450	4.0	542	25.0
120	0.3	313	2.0	451	5.0	543	30.3
121	0.5	320	1.4	500	2.5	544	35.0
122	1.0	321	1.7	501	3.0	545	45.0
130	0.5	322	2.0	502	4.0	550	25.0
131	1.0	330	1.7	503	6.0	551	35.0
140	1.1	331	2.0	504	7.5	552	60.0
200	0.2	340	2.0	510	3.5	553	90.0
201	0.7	341	2.5	511	4.5	554	160.0
202	0.9	350	2.5	512	6.0	555	180.0

*数量指标示意：如“203”，表示5个10mL初发酵管中有阳性管2个；5个1mL初发酵管中有阳性管0个；5个0.1mL初发酵管中有阳性管3个；又如“555”，则表示15个初发酵管均为阳性管。

（2）将多管发酵法结果填于表10-5。

表10-5　多管发酵法结果

初发酵管			复发酵管数	阳性管数
初发酵管数	每管取样数/mL	产酸产气管数		
5	10			
5	1			
5	0.1			

（3）多管发酵法检测结果：查表结果及总大肠菌群数（个/L）。

注意事项：

（1）经氯处理消毒过的水样，水中含有一定量的余氯，使大肠菌群处于受损或受抑制状态，在采集水样时应提前在采样瓶中加硫代硫酸钠，硫代硫酸钠可以脱氯，使受损的细菌得以复苏与修复，从而避免出现计数结果偏低甚至假阴性的现象。

（2）多管发酵法所使用的培养液在分装于各发酵管中后，应将发酵管尽快放于高压蒸汽灭菌器中，在115℃灭菌20min（注意：该温度既达到了灭菌的作用，也能防止培养物质流失），然后贮存于冰箱或暗处备用。

（3）一个滤膜上生长的菌落数以20~60个为宜，不要超过60个，否则难以统计。

【思考题】

1. 为什么大肠菌群可作为水源污染的指示菌？
2. 判别大肠菌群的依据是什么？
3. 多管发酵法的原理是什么？
4. 如何减少本实验中的误差？
5. 比较本实验中两种检测方法的优缺点。

实验十一　微生物数量的测定

细菌的群体生长表现为细胞数目的增加和细胞物质的增加。测定细菌细胞数量的方法有显微镜直接计数法、平板菌落计数法和光电比浊计数法等；测定细胞物质的方法有细胞干重的测定，细胞某种成分如氮含量的测定、核酸含量的测定，代谢产物的测定等。总之，测定微生物生长量的方法很多，各有优缺点，工作中应根据具体情况要求加以选择。本实验主要介绍生产、科研工作中比较常用的显微镜直接计数法、平板菌落计数法和光电比浊计数法。

Ⅰ 显微镜直接计数法

【目的要求】

1. 了解血球计数板的基本构造和计数原理。
2. 掌握使用血细胞计数板进行微生物计数的方法。

【基本原理】

血球计数板测数，一般适用于含菌体较大的单细胞的悬浮液，如酵母菌、霉菌孢子等，若有杂菌或杂质，则较难辨认，对个体小的细菌也不易辨清。血球计数板的构造和使用原理如图11-1所示。

在显微镜下用血球计数板直接计数是一种常用的微生物计数方法。该计数板是一块特制载玻片，由四条槽构成三个平台；中间较宽平台又被隔成两半，每一边的平台上各列有一个方格网，每个方格网共分为九个大方格，中间的大方格即为计数室。计数室的刻度一般有两种规格，一种是一个大方格分成25个中方格，而每个中方格又分成16个小方格；另一种是一个大方格分成16个中方格，中方格又分成25个小方格。但无论是哪一种规格的计数板，构成计数室的所有小方格都是400个。计数室边长为1mm，则计数室面积为$1mm^2$，盖上盖玻片后，盖玻片与载玻片之间的高度为0.1mm，所以计数室的容积为$0.1mm^3$。

计数时，通常数5个中方格的总菌数，然后求得每个中方格的平均值，再乘上25或16，就得出1个大方格（计数室）中的总菌数，然后再换算成1mL菌液中的总菌数。

设5个中方格中的总菌数为A，菌液稀释倍数为B，如果是25个中方格的计数板，则1mL菌液中的总菌数 $= A/5 \times 25 \times 10^4 \times B = 50000A \cdot B$（个）；同理，如果是16个中方格的计数板，1mL菌液中的总菌数 $= A/5 \times 16 \times 10^4 \times B = 32000A \cdot B$（个）。

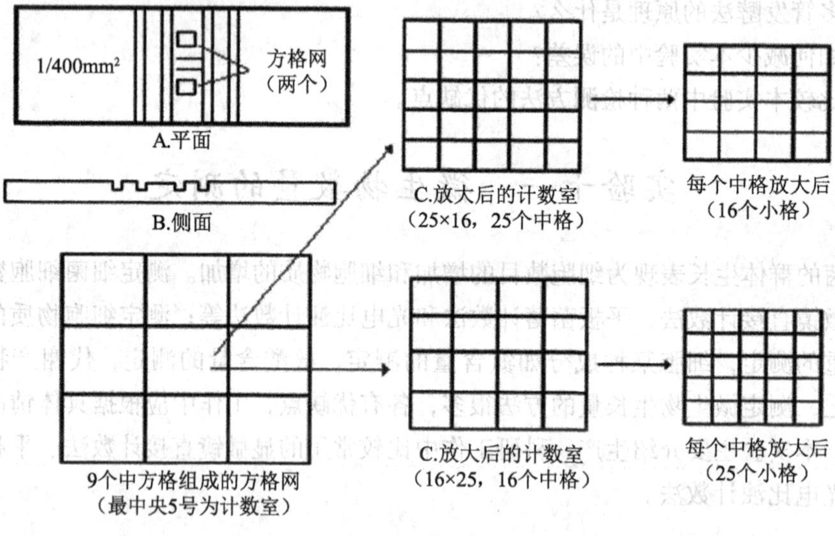

图11－1 血球计数板构造示意图
A. 平面图 B. 侧面图 C. 放大后的计数室

当然，可以通过另外一种方式来计算。因为血球计数板是一特制的厚型载玻片，在其中部有三条玻璃台（a、b、c），b台上刻有一对每边长1mm的大方格，大方格各边分为20等份，因此$1mm^2$的大方格，等分为400个小方格（图11－2）。a、c台比b台高出0.1mm，所以盖上盖玻片后，从盖玻片到b台台面的高度也是0.1mm，由以上数据可如以下计算得出：

大方格面积 $= 1mm \times 1mm = 1mm^2$

大方格体积 $= 1mm^2 \times 0.1mm = 0.1mm^3$

一个小方格体积 $= \frac{0.1}{400}mm^3 = \frac{1}{4000}mm^3$

已知：1mL体积 $= 10mm \times 10mm \times 10mm = 1000mm^3$

所以，1mL 体积中应含有小方格数 $=\dfrac{1000\text{mm}^3}{\dfrac{1}{4000}\text{mm}^3}$

$=1000\times4000$

$=4\times10^6$个小方格

即系数 $k=4\times10^6$

因此，每毫升菌悬液中含有细胞数 $=k\times d\times\bar{N}$

k：4×10^6

d：菌液稀释倍数

$\bar{N}$：一个小方格中细胞平均数

由上可知，用血球计数板在显微镜下直接测数时，首先数出一个小方格（$\frac{1}{4000}\text{mm}^3$）菌液中的平均细胞数，然后根据公式求得 1mL 菌液中的细胞数。

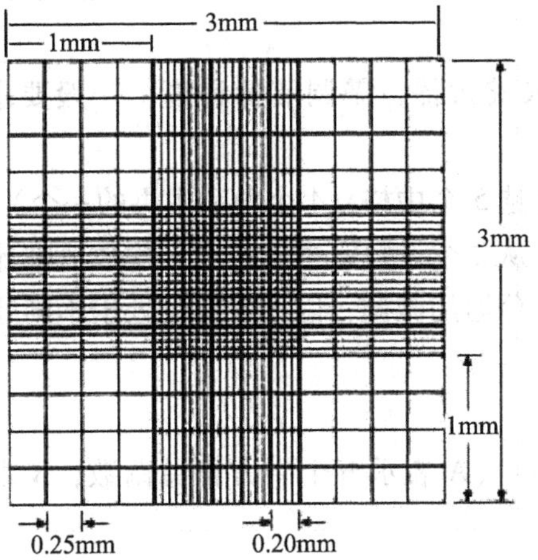

图 11－2　方格网（中间大方格为计数室，型号为 25×16）

【实验器材】

1. 样品：酵母菌液或细菌悬液。

2. 器材：血球计数板，盖玻片，吸水纸，无菌滴管，擦镜纸，显微镜等。

【操作步骤】

1. 准备工作

（1）以无菌生理盐水将酿酒酵母制成浓度适当的菌悬液。取血球计数板一个，用无菌滴管吸取摇匀的菌悬液少许，滴在 b 玻璃台网格上。

（2）取干净的盖玻片一张，盖在 a、c 玻璃台上，勿使产生气泡，使多余的菌液流入 a、b 和 c、b 玻璃台间之液槽内，静置 1～3 分钟，使菌细胞沉积于平面上。

2. 镜检测数

（1）将血球计数板置载物台上，先用低倍镜找到计数室，再用高倍镜计数，由于活细胞的折光率和水的折光率相近，观察时应减弱光的亮度。

（2）在高倍镜下，随机观察 10 个视野，每个视野随机计数 10 个小方格内之细胞数。位于小方格四方边线上的细胞，只计上边和右边，另两边不计；对于出芽的酵母，以芽体与细胞接近大小时，计 2 个。然后求出平均一个小方格的细胞数（$\bar{N}$）。

（3）使用完后将血球计数板放在水龙头下冲洗干净，勿用硬物刷，最后自然晾干或用吹风机吹干。镜检观察是否有残留菌体或杂物。若不干净，则必须重复冲洗至干净为止。

3. 计算：将 $\bar{N}$ 值代入公式，求出每毫升（克）菌液中的细胞数。

注意事项：

（1）取样时先要摇匀菌液。

（2）加样时计数室不可有气泡产生，加样后菌体静止时方可计数，否则影响实验结果。

（3）若发现菌液太浓或太稀，需调节稀释度，一般要求每小格有 5 ~ 10 个菌体为宜。

（4）一般每个计数室选 5 个中格（4 个角和中央的一个）中的菌体进行计数。

（5）计数一个样品要从 2 个计数室中计得的平均数值来计算样品的含菌量。

（6）在观察时，应充分运用微调，以便观察到处于不同液层的细胞，以减少误差。

【实验报告】

将结果记录于表 11 – 1（A 表示五个中方格总菌数，B 表示稀释倍数），并书写实验报告。

表 11 – 1　显微镜直接计数法结果

	各中格中菌数					A	B	二室平均值	菌数/mL
	1	2	3	4	5				
第一室									
第二室									

【思考题】

1. 如何求得计算公式中的系数 k 值？
2. 用血球计数板来进行显微镜直接测数有何优缺点？
3. 简述用血细胞计数板计数的误差主要来自哪些方面？应如何尽量减少误差？
4. 某单位要求知道一种干酵母粉中的活菌存活率，请设计 1 ~2 种可行的检测方法。

Ⅱ 平板菌落计数法

【目的要求】

掌握平板菌落计数法的基本原理和操作方法。

【基本原理】

平板菌落计数法是将待测样品稀释之后，其中的微生物充分分散成单个细胞，取一定量的稀释液接种到平板上，经过培养，由每个单细胞生长繁殖而形成肉眼可见的菌落。统计菌落数，根据其稀释倍数和取样接种量即可换算出样品中的含菌数。但是，由于待测样品往往不易完全分散成单个细胞，所以，长成的一个单菌落也可来自样品中的2~3或更多个细胞。因此，平板菌落计数的结果往往偏低。为了清楚地阐述平板菌落计数的结果，现在已倾向使用菌落形成单位（Colony-Forming Units，CFU）而不以绝对菌落数表示样品的活菌含量。

平板菌落计数法虽然操作繁杂，结果需要较长时间才能取得，且测定结果易受多种因素影响，但是，由于该计数方法的最大优点是可以获得活菌的信息，所以被广泛用于生物制品检验（如活菌制剂），以及饮料、食品和水（包括水源水）等的含菌指数或污染程度的检测。

【实验器材】

1. **菌种**：大肠杆菌菌悬液。
2. **培养基**：牛肉膏蛋白胨培养基。
3. **仪器或其他用具**：无菌吸管，无菌平皿，试管，试管架，恒温培养箱等。

【操作步骤】

1. **编号**：取无菌平板9套，分别用记号笔标明10^{-4}、10^{-5}、10^{-6}各3套。另取6支盛有4.5mL无菌水的试管，依次标明10^{-1}、10^{-2}、10^{-3}、10^{-4}、10^{-5}、10^{-6}。

2. **稀释**：用1mL无菌吸管吸取1mL已充分混匀的大肠杆菌菌悬液（待测样品），精确地放0.5mL至10^{-1}的试管中，即为10倍稀释液。将多余的菌液放回原菌液中。

将10^{-1}试管置试管振荡器上振荡，使菌液充分混匀。另取一支1mL吸管插入10^{1}试管中来回吹吸菌悬液3次，进一步将菌体分散、混匀。吹吸菌液时不要太猛太快，吸时吸管伸入管底，吹时离开液面，以免将吸管中的过滤棉花浸湿或使试管内液体外溢。用此吸管吸取10^{-1}菌液1mL，精确地放0.5mL至10^{-2}试管中，此即为100倍稀释液。其余依次类推。

放菌液时吸管尖不要碰到液面，即每一支吸管只能接触一个稀释度的菌悬液，否则稀释不精确，结果误差较大。

3. 取样：用 3 支 1mL 无菌吸管分别吸取 10^{-4}、10^{-5}和 10^{-6}的稀释菌悬液各 1mL，对号放入编好号的无菌平板中，每个平板放 0.2mL。

不要用 1mL 吸管每次只靠吸管尖部吸 0.2mL 稀释菌液放入平板中，这样容易加大同一稀释度几个重复平板间的操作误差。

4. 倒平板：尽快向上述盛有不同稀释度菌液的平板中倒入溶化后冷却至 45℃ 左右的牛肉膏蛋白胨培养基约 15mL，置水平位置迅速旋动平皿，使培养基与菌液混合均匀。

由于细菌易吸附到玻璃器皿表面，所以菌液加入到培养皿后，应尽快倒入溶化后的培养基，并立即摇匀，否则细菌将不易分散或长成的菌落连在一起，影响计数。

待培养基凝固后，将平板倒置于 37℃ 恒温培养箱中培养。

5. 计数：培养 48h 后，取出培养平板，算出同一稀释度 3 个平板上的菌落平均数，并按下列公式进行计算：

每毫升中菌落形成单位（CFU）= 同一稀释度 3 次重复的平均菌落数 × 稀释倍数 ×5

注意事项：

（1）涂布平板用的菌悬液量一般以 0.1mL 较为适宜，如果过少菌液不易涂布开，过多则在涂布完后或在培养时菌液仍会在平板表面流动，不易形成单菌落。

（2）一般选择每个平板上长有 30 ~300 个菌落的稀释度计算每毫升的含菌量较为合适。同一稀释度的 3 个重复对照的菌落数不应相差很大，否则表示实验不精确。实际工作中同一稀释度重复对照平板不能少于 3 个，这样便于数据统计，减少误差。由 10^{-4}、10^{-5}、10^{-6} 3 个稀释度计算出的每毫升菌液中菌落形成单位数也不应相差太大。

（3）平板菌落计数法所选择倒平板的稀释度是很重要的。一般以 3 个连续稀释度中的第 2 个稀释度倒平板培养后所出现的平均菌落数在 50 个左右为好，否则要适当调整稀释度。

（4）平板菌落计数法的操作除上述倾注倒平板法，还可以用涂布平板法。二者操作基本相同，区别在于后者是先将培养基溶化后倒平板，待凝固后编号，并于 37℃ 左右的温箱中烘烤 30min，或在超静工作台上适当吹干，然后用无菌吸管吸取稀释好的菌液对号接种于不同稀释度编号的平板上，并尽快用无菌玻璃涂棒将菌液在平板上涂布均匀，平放于实验台上 30min，使菌液渗入培养基表层内，然后倒置 37℃ 的恒温箱中培养 24 ~48h。

【实验报告】

将培养后菌落计数结果填入表 11 –2。

表 11 –2 平板菌落计数法结果

稀释度	10^{-4}				10^{-5}				10^{-6}			
CFU 数/平板	1	2	3	平均	1	2	3	平均	1	2	3	平均
每毫升中的 CFU												

【思考题】

1. 为什么溶化后的培养基要冷却至45℃左右才能倒平板?
2. 试比较平板菌落计数法和显微镜下直接计数法的优缺点。
3. 平板菌落计数的关键是什么?
4. 当平板上长出的菌落不是均匀分散的而是连成一片时，原因是什么?
5. 用倒平板法和涂布法计数，其平板上长出的菌落有何不同?为什么要培养较长时间(48h)后观察结果?

Ⅲ光电比浊计数法

【目的要求】

1. 了解光电比浊计数法的原理。
2. 掌握光电比浊计数法的操作方法。

【基本原理】

当光线通过微生物菌悬液时，由于菌体的散射及吸收作用使光线的透过量降低。在一定的范围内，微生物细胞浓度与透光度成反比，与光密度成正比，而光密度或透光度可以由光电池精确测出。因此，可用一系列已知菌数的菌悬液测定光密度，得出光密度-菌数标准曲线。然后，以样品液所测得的光密度，从标准曲线中查出对应的菌数。制作标准曲线时，菌体计数可采用血球计数板计数，平板菌落计数或细胞干重测定等方法。本实验采用血球计数板计数。

光电比浊计数法的优点是简便、迅速，可以连续测定，适合于自动控制。但是，由于光密度或透光度除了受菌体浓度影响之外，还受细胞大小、形态、培养液成分以及所采用的光波长等因素的影响，因此，对于不同微生物的菌悬液进行光电比浊计数应采用相同的菌株和培养条件制作标准曲线。光波的选择通常在400~700nm，具体到某种微生物采用多少还需要经过最大吸收波长以及稳定性实验来确定。另外，对于颜色太深的样品或在样品中还含有其他杂物的悬液不适合用此法进行测定。

【实验器材】

1. 微生物菌种样品：酿酒酵母培养液。

2. 仪器及其他：721型分光光度计，血球计数板，显微镜，吸水纸，试管，无菌吸管，无菌生理盐水等。

【操作步骤】

1. 标准曲线制作

（1）编号。取无菌试管7支，分别用记号笔将试管编号为1、2、3、4、5、6、7。

（2）调整菌液浓度。用血球计数板计数培养24h的酿酒酵母菌悬液，并用无菌生理盐水分别稀释调整为每毫升1×10^6、2×10^6、4×10^6、6×10^6、8×10^6、10×10^6、12×10^6含菌数的细胞悬液。再分别装入已编号的1至7号无菌试管中。

（3）测OD值（光密度值）。将1至7号不同浓度的菌悬液摇均匀后于560nm波长、1cm比色皿中测定OD值。比色测定时，用无菌生理盐水作空白对照，并将OD值填入表11-3。

表11-3 测定的OD值

管号	1	2	3	4	5	6	7	对照
细胞数 10^6/mL								
光密度（OD）								

每管菌悬液在测定OD值时均必须先摇匀后再倒入比色皿中测定。

（4）以OD值为纵坐标，以每毫升细胞数为横坐标，绘制标准曲线。

2. 样品测定。将待测样品用无菌生理盐水适当稀释，摇均匀后，用560nm波长、1cm比色皿测定光密度。测定时用无菌生理盐水作空白对照。

3. 根据所测得的光密度值，从标准曲线查得每毫升的含菌数。

4. 注意事项

（1）各种操作条件必须与制作标准曲线时相同，否则测得值所换算的含菌数不准确。

（2）此法只能检测含大量细菌的悬浮液，对颜色太深的样品，不能用此法。

【思考题】

1. 简述光电比浊计数的原理，优缺点有哪些？

2. 光电比浊计数在生产实践中的应用有哪些？

3. 本实验为什么采用560nm波长测定酵母菌悬液的光密度？如果需要在实验中测定大肠杆菌生长的OD值，该如何选择波长？

Ⅳ 大肠杆菌生长曲线的测定

【目的要求】

1. 了解大肠杆菌的生物特征和规律。

2. 掌握生长曲线的绘制方法。

3. 复习光电比浊法测量细菌数量的方法。

【基本原理】

大多数细菌的繁殖速度很快，在适宜条件下，一定时期的大肠杆菌细胞每 20min 左右即可分裂一次。将一定量的细菌转入新鲜液体培养基中，在适宜的条件下培养细胞要依次经历延迟期、对数期、稳定期和衰亡期四个阶段。以培养时间为横坐标，以细菌数目的对数或生长速率为纵坐标作图所绘制的曲线称为该细菌的生长曲线。不同的细菌在相同的培养条件下其生长曲线不同，同样的细菌在不同的培养条件下其生长曲线也不相同。测定细菌的生长曲线，了解其生长繁殖规律，对有效地利用和控制细菌具有重要意义。

用于测定细菌细胞数量的方法已在上述实验进行了介绍。本实验用分光光度计进行光电比浊测定不同培养时间细菌悬浮液的 OD 值来绘制生长曲线。

【实验器材】

1. **菌种：**大肠杆菌。

2. **培养基：**LB 液体培养基 70mL，分装 2 支大试管（5mL/支），剩余 60mL 装入 250mL 的三角瓶。

3. **仪器或其他用具：**722 型分光光度计，无菌试管，无菌吸管等，水浴振荡摇床。

【操作步骤】

1. **标记：**取 11 支无菌大试管，用记号笔分别标明培养时间，即 0、1.5、3、4、6、8、10、12、14、16 和 20h。

2. **接种：**分别用 5mL 无菌吸管吸取 2.5mL 大肠杆菌过夜培养液（培养 10 ~ 12h）转入盛有 50mL LB 液的三角瓶内，混合均匀后分别取 5mL 混合液放入上述标记的 11 支无菌大试管中。

3. **培养：**将已接种的试管置摇床 37℃ 振荡培养（250r/min），分别培养 0、1.5、3、4、6、8、10、12、14、16 和 20h，将对应试管取出立即放冰箱贮存，最后一同比浊测定其光密度值。

4. **比浊测定：**用未接种的 LB 液体培养基作空白对照，选用 600nm 波长进行光电比浊测定。从先取出的培养液开始依次测定，对细胞密度大的培养液用 LB 液体培养基适当稀释后测定，使其光密度值在 0.1 ~ 0.65（测定 OD 值务必将待测培养液摇匀，使细胞分布均匀）。

本操作步骤也可用简便的方法代替：

（1）用 1mL 无菌吸管取 0.25mL 大肠杆菌过夜培养液转入盛有 3 ~ 5mL LB 培养基的试管中，混匀后将试管直接插入分光光度计的比色槽中，比色槽上方用自制的暗盒将试管及比色暗室全部罩上，形成一个大的暗环境，另用 1 支盛有 LB 培养基但没有接种的试管调零点，测定样品中培养 0h 的 OD 值。测定完毕后，取出试管置 37℃ 继续振荡培养。

（2）再分别培养 0、1.5、3、4、6、8、10、12、14、16 和 20h，取出培养物试管按上述方法测定 OD 值。该方法准确度高、操作简便。但须注意的是，使用的 2 支试管要很洁净，其透光程度愈接近，测定的准确度愈高。

【实验报告】

1. 将测定的 OD_{600} 值填入表 11－4。

表 11－4　测定的 OD_{600} 值

培养时间（h）	对照	0	1.5	3	4	6	8	10	12	14	16	20
光密度值 OD_{600}												

2. 绘制大肠杆菌的生长曲线（图 11－3）。

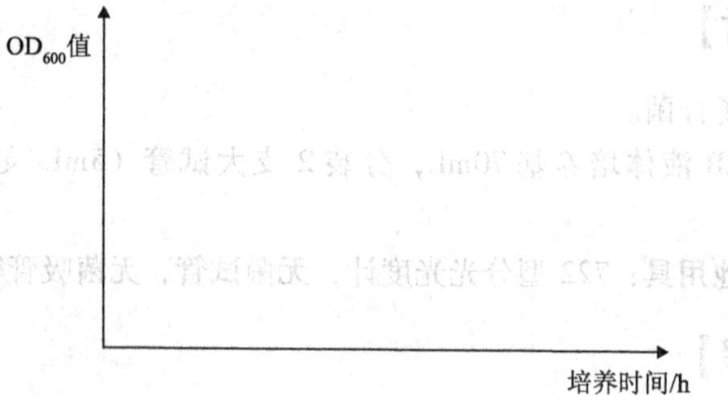

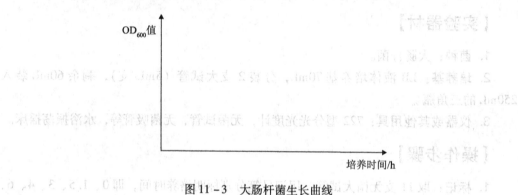

图 11－3　大肠杆菌生长曲线

【思考题】

1. 细菌生长繁殖所经历的 4 个时期中，其代时最短是什么时期？若细胞密度为 1×10^3 个/mL，培养 5h 后，其密度高达 2×10^8/mL，试计算其代时。

2. 细菌在哪个时期大量积累次生代谢产物？

3. 根据细菌生长繁殖的规律，为了使次生代谢产物有更多的累积可采用哪些措施？

实验十二　细菌水解淀粉实验

【目的要求】

1. 了解淀粉水解的原理。

2. 学习淀粉水解实验方法。

【基本原理】

微生物中许多细菌都可以产生淀粉酶，能水解培养基中的淀粉为无色糊精、麦芽糖和葡萄糖。淀粉水解后，遇碘不再变蓝，故可用来鉴定该细菌是否具有水解淀粉的能力。

【实验器材】

1. **菌种**：培养 24 ~48h 的大肠杆菌、枯草芽孢杆菌和金黄色葡萄球菌的斜面菌种。

2. **器材**：含淀粉的牛肉膏蛋白胨琼脂培养基、卢戈碘液、无菌培养皿。

【操作步骤】

1. **制平板**：取已溶化并维持在 50℃左右的含淀粉牛肉膏蛋白胨琼脂培养基 2 支，分别倒入 2 套无菌平皿中，静置，待凝固后，将平板倒置，使表面水分蒸发。

2. **接种**：用记号笔在平板底部划成三部分。按无菌操作法用接种针挑取大肠杆菌、枯草芽孢杆菌和金黄色葡萄球菌菌体少许，等距排布点接于同一平板上，重复两个平板，并在平板的反面对应位置写上菌名，37℃倒置培养 24h。

3. **加碘液**：形成菌落后，于平板上滴加少量卢戈碘液，轻轻转动培养皿，使碘液铺满整个平板。

4. **检查**：若菌落周围出现无色透明圈，说明淀粉已被水解，为阳性。通过透明圈的大小，可初步判断该菌水解淀粉能力的强弱，即产生胞外淀粉酶活力的高低。反之，则表示该菌不产淀粉酶，无水解淀粉的能力（图 12 –1）。

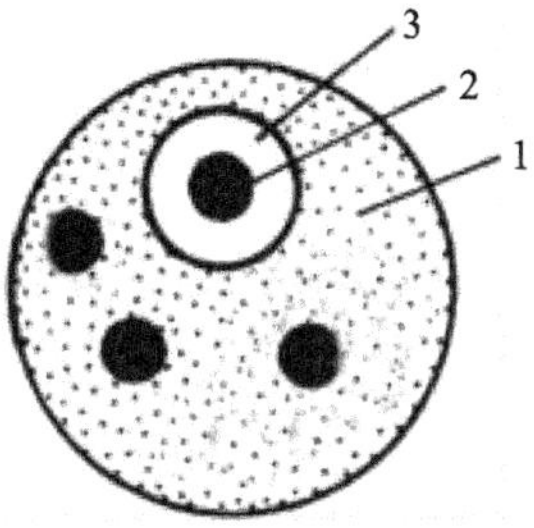

图 12 –1　淀粉水解作用示意图

1. 蓝色区　2. 测试菌　3. 透明圈

【实验报告】

记录实验结果于表 12 –1。

表 12 –1　细菌水解淀粉实验结果

菌种	透明圈的大小	水解淀粉能力的强弱
大肠杆菌		
枯草芽孢杆菌		
金黄色葡萄球菌		

【思考题】

1. 淀粉水解的原理是什么？
2. 本方法是否适用于所有的微生物？

第三部分　微生物学设计型实验模块

实验十三　食品中蜡样芽孢杆菌的检验

【目的要求】

1. 了解食品行业中检验蜡样芽孢杆菌的意义。
2. 学习蜡样芽孢杆菌检验的原理和方法。

【基本原理】

蜡样芽孢杆菌（Bacillus cereus）为好养、能产芽孢的革兰阳性细菌。菌体细胞杆状，末端方，成短或长链，产芽孢，芽孢圆形或柱形，芽孢多数中生，菌落大，表面粗糙，扁平，不规则。最适生长温度 20～45℃。

在普通琼脂平板培养基上，37℃培养 24h，可形成圆形或近似圆形、质地软、无色素、稍有光泽的白色菌落（似蜡烛样颜色），直径 5～7mm。在蛋白胨酵母膏平板上菌落为灰白色，不透明，表面较粗糙，似毛玻璃状或熔蜡状，菌落较大。蜡样芽孢杆菌细菌对外界有害因子抵抗力强，分布广，有部分菌株能产生肠毒素，呈杆状（约 1.5μm），有色，孢子呈椭圆形，有致呕吐型和腹泻型胃肠炎肠毒素两类。该菌在 100℃下加热 20min 可被破坏，在自然界分布较广，存在于土壤、水、空气以及动物肠道等处，在正常情况下食品中就可能存在此菌，因而易从各种食品中检出，能引起人类的食物中毒。由蜡样芽孢杆菌引起的食物中毒中涉及的食品种类较多，主要包括乳类食品、肉类食品、汤汁、蔬菜、豆芽、甜点心和米饭等，引起的食物中毒者症状主要表现为腹痛、呕吐、腹泻等。

蜡样芽孢杆菌也可产生抗菌物质，抑制有害微生物的繁殖，降解土壤中的营养成分，改善生态环境，可产生细菌蛋白酶，可用于麻脱胶，是各种抗生素抗菌活性的测定菌，还可用于明胶液化，牛奶胨化，还原硝酸盐，水解淀粉等。

【实验器材】

1. 培养基：营养琼脂培养基、牛肉浸液肉汤培养基、甘露醇卵黄多黏菌素琼脂培养基、酪蛋白琼脂培养基、血琼脂培养基、动力－硝酸盐培养基、木糖－明胶培养基等。

2. 仪器和试剂：天平、电炉、培养皿、试管、载玻片、吸管、广口瓶或三角烧瓶、玻璃珠、酒精灯、均质器或乳钵、试管架、接种棒、L形涂布棒、灭菌刀、剪刀、灭菌镊子、酒精棉球、记号笔、恒温培养箱、冰箱、显微镜、恒温水浴等。

3%过氧化氢溶液、70%乙醇、0.5%碱性复红染色液、革兰染色液、甲醇、甲萘胺－醋酸溶液、对氨基苯磺－醋酸溶液、缓冲葡萄糖蛋白胨水等。

【操作步骤】

1. 蜡样芽孢杆菌检验程序（图13－1）

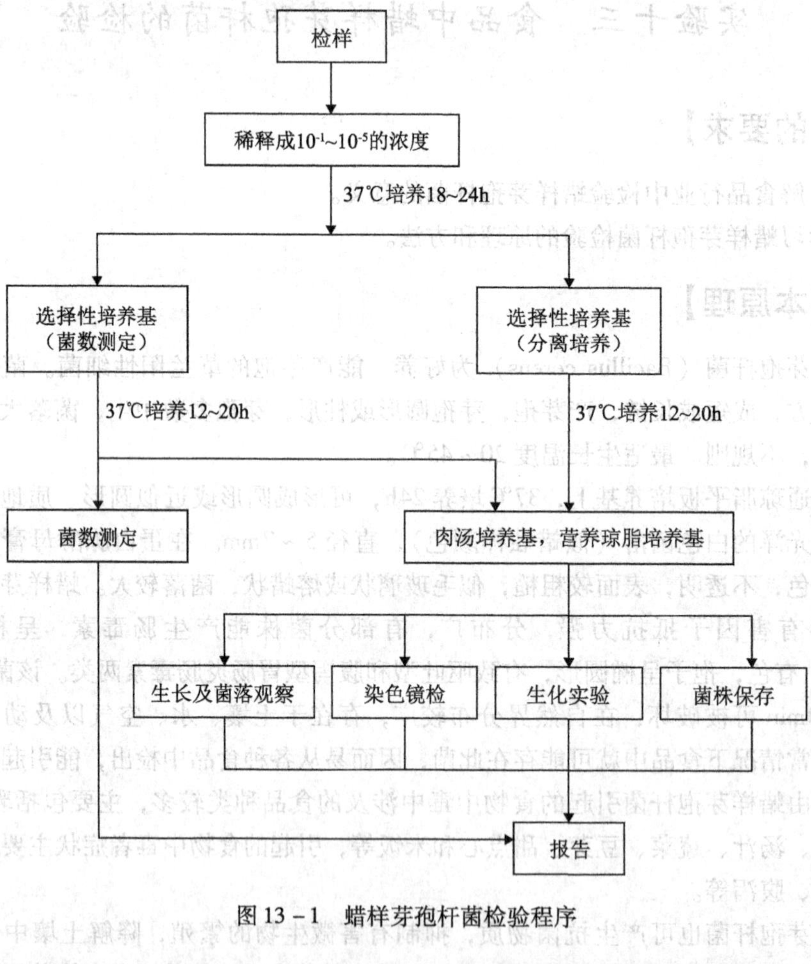

图13－1　蜡样芽孢杆菌检验程序

2. 菌数测定：以无菌操作将25g或25mL的送检样品按菌落总数测定方式，稀释成10^{-1}～10^{-5}浓度。取稀释液各0.1mL，接种在选择培养基（甘露醇卵黄多黏菌素琼脂）平板上，用L形涂布棒涂布，置37℃培养12～20h后，选取菌落数在30个左右者进行计数。蜡样芽孢杆菌在该培养基上生成的菌落为灰白色或微带红色，具紫红色背景（表示不发酵甘露醇）环绕有白色至淡粉红色的晕（表示产生卵磷脂酶）。计数完成后选择

5 个这样的单菌落进行验证实验。根据实验证实为蜡样芽孢杆菌的菌落数，计算出该培养皿内的蜡样芽孢杆菌数，然后乘其稀释倍数即可以得到每克或每毫升样品所含的蜡样芽孢杆菌数。

3. 分离培养：将送检样品或其稀释液划线于上述选择性培养基平板上，置37℃培养 12 ~ 20h，挑取疑似蜡样芽孢杆菌的菌落接种于肉汤和营养琼脂培养基上进行纯培养分离，然后进行验证实验。

4. 验证实验

（1）形态观察：杆菌，G^{+}，大小在 1μm 或 1μm 以上，芽孢呈卵圆形，不突出菌体，芽孢多数中生，少部分端生。

（2）培养特性：肉汤中生长混浊，常有菌膜或壁环，振摇易乳化。琼脂平板上形成的菌落表面粗糙，不透明，边缘不齐，似毛玻璃状或熔蜡状。

（3）生化特性：本菌有动力，产生酪蛋白酶和卵磷脂酶，过氧化氢酶实验呈阳性，溶血呈阳性，不发酵甘露醇和木糖，能液化明胶和还原硝酸盐，在厌氧条件下能发酵葡萄糖。

（4）与类似菌鉴别：本菌与其他类似菌的鉴别特征见表 13－1。

表 13－1 蜡样芽孢杆菌与其他类似菌的特征比较

特征	蜡样芽孢杆菌	巨大芽孢杆菌	苏云金芽孢杆菌	炭疽芽孢杆菌	蕈状芽孢杆菌
过氧化氢酶	+	+	+	+	+
动力	+/－	+/－	+/－	－	－
硝酸盐还原	+	－	+	+	+
酪蛋白分解	+	+/－	+/－	－/+	+/－
葡萄糖利用（厌氧）	+	－	+	+	+
卵黄反应	+	－	+	+	+
甘露醇	－	+	－	－	－
木糖	－	+/－	－	－	－
溶血	+	－	+	－/+	－/+
已知致病特性	产生肠毒素		对昆虫致病的内毒素结晶	对动物和人致病	假根样生长

注：“+”90% ~100% 的菌株阳性，“－”90% ~100% 菌株阴性，“+/－”大多菌株阳性，“－/+”大多菌株阴性。

本菌在生化性状上与苏云金芽孢杆菌相似程度很高，但苏云金芽孢杆菌可在宿主细胞内产生蛋白质毒素结晶。其鉴别方法为：取营养琼脂上少许纯培养物制片，加甲醇于玻片上，30s 后倒掉多余甲醇，置微火火焰上干燥，然后滴加 0.5% 复红液于玻片上，并用酒精灯加热至微见蒸汽后维持 90s（勿使染液沸腾）后将玻片冷却 30s 后倾去染液，而后置洁净自来水下彻底清洗、晾干，最后镜检。若有游离芽孢和染色较深、菱形的红色结晶小体即为苏云金芽孢杆菌（如游离芽孢未形成，培养物应放至室温再培养 1 ~ 2d 检测），而蜡样芽孢杆菌用此法检查的结果应为阴性。

【实验报告】

根据实验书写实验报告。

【思考题】

1. 简述检验蜡样芽孢杆菌的原理和方法。
2. 如何区分蜡样芽孢杆菌和苏云金芽孢杆菌?

实验十四　环境因素对微生物的影响

微生物的生命活动需要满足一定的外界环境条件，当外界环境条件适宜时，微生物的生长繁殖会正常进行；反之，微生物的生长会受到抑制，甚至死亡。

不同的环境因素对微生物的影响不同；同一因素因浓度或作用时间不同，对微生物的影响也不一样；有的因素对某些微生物来讲是必需的，而对另一些微生物又是有害的，如好氧微生物必须在有氧条件下才能生长繁殖，而厌氧微生物在有氧情况下将会受到抑制。在有害因素中，有的起抑制作用，有的表现为杀菌作用。

本实验通过化学、物理等环境因素对微生物影响的了解，以便为有益微生物创造适宜的生存条件，设法控制或杀灭有害微生物，使微生物能更好地为人类利用。

【目的要求】

1. 学习常用化学消毒剂、紫外线及温度对微生物的作用原理。
2. 了解各类因素对微生物生长抑制的强弱。

【基本原理】

1. 化学因素：环境当中很多化学因素都可以影响微生物的生长。常用的化学消毒剂主要有重金属及其盐类，酚、醇、醛等有机化合物以及碘、表面活性剂等。它们的杀菌或抑菌作用主要是使菌体蛋白质变性，或者与酶的 -SH 基结合而使酶失去活性。具体有以下几种：

（1）氧化剂：氧化蛋白质活性基团。

（2）酸类：H^+影响菌体细胞质膜上电荷性质，微生物吸收物质变化，影响代谢，高浓度 H^+或引起菌体表面蛋白质和核酸水解以及影响酶活。

（3）碱类：引起蛋白质、核酸水解，破坏酶活。

（4）重金属盐类：引起蛋白质失活，或与代谢产物螯合使其变为无效化合物。

（5）有机化合物：对微生物有杀菌作用的有机化合物种类很多，其中酚、醇、醛等能使蛋白质变性，是常用的杀菌剂。

为了比较各种化学消毒剂的杀菌能力，常以石炭酸为标准，即将某一消毒剂稀释不同浓度后，在一定条件下，一定时间内致死全部供试微生物的最高稀释浓度与达到同样效果的石炭酸的最高稀释度的比值，称为这种消毒剂对该种微生物的石炭酸系数（酚系数）。石炭酸系数越大，说明该消毒剂杀菌能力越强。通过该系数可以了解某些常用化学药品在一定浓度下对微生物的抑菌或致死作用，从而了解它们的抑菌或杀菌能力。

2. 物理因素

（1）温度：通过影响蛋白质、核酸等生物大分子的结构与功能以及细胞结构中细胞膜的流动性及完整性来影响微生物的生长、繁殖和新陈代谢。微生物群体生长、繁殖最快的温度为其最适生长温度。

（2）紫外线：作用于生物体 DNA，紫外线照射后受损的细胞，如果立即暴露在可见光下，则有一部分仍可恢复正常活力。

【实验器材】

1. 菌种：大肠杆菌、金黄色葡萄球菌和酵母菌菌液。

2. 培养基：牛肉膏蛋白胨琼脂培养基、马铃薯琼脂培养基。

3. 溶液及试剂：2.5%碘酒，5%石炭酸，75%乙醇，无水乙醇，5%甲醛，无菌生理盐水，1%来苏尔，0.25%新洁尔灭，0.1%升汞（$HgCl_2$）。

4. 器材：无菌镊子，无菌培养皿，无菌滤纸片，黑布，试管，吸管，三角涂棒。

【操作步骤】

1. 化学药品的杀菌作用

（1）用无菌吸管吸取培养 18 小时的金黄色葡萄球菌菌液或大肠杆菌菌液 0.2mL 于无菌平皿内。

（2）倒入已溶化并冷至 45℃左右的牛肉膏蛋白胨琼脂培养基于上述无菌平皿内，充分摇匀，水平放置待凝固，做好标记。

（3）将上述已凝固的平皿用记号笔在平皿底划成 4 等份，每一等份内标明一种药物的名称。

（4）用无菌镊子将已灭菌小圆形滤纸片分别浸入各种药品中，取出，并在试管内壁上除去多余药液后，以无菌操作将纸片对号放入培养皿的小区内，在皿中间放入浸过无菌生理盐水的小圆滤纸片对照。

（5）将上述放好滤纸片的含菌平皿，倒置于 37℃温室中培养 24 小时，然后取出测定抑菌圈大小并记录，通过抑菌圈大小判断其杀菌能力的强弱。

2. 紫外线的杀菌实验

（1）将已经灭菌并冷却到 45℃左右的牛肉膏蛋白胨琼脂培养基倒入无菌培养皿中，倒 2 只平皿，水平放置待凝固，做好标记。

（2）用无菌吸管分别吸取 0.2mL 培养大肠杆菌菌液加入上述 2 只平皿中，用无菌三角涂棒涂布均匀。

（3）将其中一只平皿盖子打开，放置在超净工作台里的紫外灯下照射 10min，合上盖子，另一只用黑布包裹，不照射，倒置于培养箱 37℃培养，24h 后观察并记录结果。

3. 温度实验

（1）将已经灭菌并冷却到45℃左右的马铃薯琼脂斜面培养基倒入无菌培养皿中，倒2只平皿，水平放置待凝固，做好标记。

（2）用无菌吸管分别吸取0.2mL培养酵母菌菌液加入上述2只平皿中，用无菌三角涂棒涂布均匀，做好标记。

（3）分别放在28℃和50℃的恒温培养箱中倒置培养，24h后观察并记录实验结果。

【实验报告】

将8种化学药品对大肠杆菌和金黄色葡萄球菌的抑菌圈直径和抑菌效果填入表14－1（“－”表示不生长，“＋”生长较差，“＋＋”生长一般，“＋＋＋”生长良好）。

表14－1 8种化学药品对大肠杆菌和金黄色葡萄球菌的抑菌圈直径和抑菌效果

药剂	抑菌圈直径（mm）	抑菌效果
2.5%碘酒		
5%石炭酸		
75%乙醇		
无水乙醇		
0.1%升汞（$HgCl_2$）		
1%来苏尔		
0.25%新洁尔灭		
5%甲醛		

【思考题】

1. 在紫外线实验中为什么要用黑布包裹培养？

2. 影响抑菌圈大小的因素有哪些？抑菌圈大小是否准确地反映出化学消毒剂是抑菌作用还是杀菌作用？

3. 用75%乙醇和无水乙醇对金黄色葡萄球菌的作用效果有无明显差别？医院用作消毒剂的乙醇浓度是多少？为何采用该浓度乙醇作为消毒剂？

实验十五 固氮微生物的分离与纯化

【目的要求】

1. 学习从土壤中分离、纯化固氮微生物的原理和方法。

2. 了解固氮微生物简单的形态鉴定方法。

3. 学习固氮微生物的生物学特征。

【基本原理】

农业生产不仅要求高产、稳产，而且要求品质优良。长期以来，为确保农产品高产丰收，人们大量使用化学农药和化学肥料，造成生态环境不堪重负，十分不利于农业的可持续发展。生物肥料由于具有改善土壤的理化性质、改善作物品质、提高作物产量、降低生产成本、减少环境污染、能自我更新增殖和持续利用的特性，其发展备受关注。

微生物肥料是指应用于植物或土壤环境中有生物活性，起肥料效用，或以肥料方法施用的，以微生物活性生物体或其代谢产物为主要作用因子的生物制剂或肥料制品。固氮菌可将空气中 N_2 还原为可被作物吸收利用的 NH_4^+。由于共生固氮菌具有宿主专一性，所以应用范围窄，而自生固氮菌不受这些因素限制，固氮能力较强，还能产生吲哚乙酸等植物激素，刺激植物生长，促进增产，其生产和使用都很方便。因此，实验将从农田土壤中分离得到自生固氮菌，为研究开发新型生物氮肥提供理论依据。通过土壤微生物的分离与计数及划线纯化，涂布分离长出的单菌落，须经划线纯化，再转斜面培养后保藏备用。涂布分离细菌的平板，温箱培养 1 ~ 2d 后，挑取单菌落的部分培养物，在平板上划线纯化。根据所得纯种菌，依次进行简单染色、革兰染色和芽孢染色，确定该菌种的形态特征，然后根据伯杰细菌手册确定菌种的大致范围，最后再进行有针对性的生理生化实验，从而最终确定菌种所在的属。

【实验器材】

1. **土样：**三峡库区果园土壤。

2. **培养基：**阿须贝无氮培养基：葡萄糖 10g，KH_2PO_4 0.2g，$CaSO_4$ 0.2g，NaCl 0.2g，$CaCO_3$ 0.2g，$MgSO_4$ 0.2g，水 1000mL，pH 7.2。

3. **实验仪器：**超净工作台、恒温培养箱、微量移液枪、冰箱、电子天平、显微镜、酒精灯、酒精棉球、试管、培养皿、锥形瓶、搪瓷杯、玻璃棒、接种环、棉塞、标签、打火机、试管架、照相机等。

【操作步骤】

1. **土样的采集：**选用未使用过农药和除草剂的校园内实验地块，用五点取样法采集土样。先铲去地表土层 1 ~ 5cm，取 5 ~ 10cm 深层土壤，装入无菌袋内，并记录取样地点、环境及日期。土样采集后带回实验室及时进行后续处理。

2. **自生固氮菌的分离纯化：**将采得的土壤均匀洒在阿须贝培养基上，在 37℃ 恒温培养箱中培养 1 ~ 2d 观察。待长出菌落后，对菌落特征进行观察、记录和编号，挑取少量菌体于无氮培养基平板上进行多次划线分离获得纯培养。

3. **菌株形态特征观察：**无氮培养基平板表面划线接种，37℃ 恒温培养 1 ~ 7d 后观察菌落的颜色、形状和大小、透明度和黏度、边缘和隆起形状、表面光滑程度以及是否产生非水溶性色素等。对培养 18 ~ 24h 的菌体进行简单染色、革兰染色和芽孢染色，在光学显微镜下观察菌体形状、排列方式、有无芽孢等个体形态特征，并测定细胞的大小。

4. 查伯杰细菌手册：根据菌落形态、染色特征及生理生化性质查询分离出的菌的大致范围。

5. 菌株生理生化特征测定：如果条件允许，选用培养 18～24h 的菌体分别进行甲基红试验、淀粉水解试验、乙酸甲基甲醇试验、吲哚试验、接触酶试验、葡萄糖产酸试验等，记录结果。

【实验报告】

根据实验结果，书写实验报告。

【思考题】

1. 描述固氮微生物的菌落形态特征。
2. 用本实验的无氮培养基可以分离筛选出根瘤菌吗？为什么？

实验十六　土壤中磷细菌的分离

【目的要求】

1. 了解运用不同培养基对有机磷细菌和无机磷细菌进行分离的原理。
2. 学习从土壤中进行磷细菌分离的方法。

【基本原理】

在植物必需且需求量较大的营养元素中，磷具有十分重要的功能。土壤中磷大多以有机化合物或无机磷酸钙的形式存在。土壤中难溶的磷酸钙盐，经土壤微生物的生命活动，在产生的有机酸或无机酸的作用下生成溶解性磷酸盐，最终转变为植物可吸收的形式。

卵磷脂可被微生物分泌的卵磷脂酶水解为甘油、脂肪酸、磷酸和胆碱，胆碱进一步分解为氮、二氧化碳、有机酸和醇。土壤中常见的分解有机磷化物的细菌有解磷巨大芽孢杆菌（Bacillus megaterium）、蜡样芽孢杆菌和多黏芽孢杆菌（Bacillus polymyxa）等。

【实验器材】

1. 培养基

（1）细菌培养基：培养基分装于 250mL 三角瓶，每瓶 50mL，121℃湿热灭菌 30min。

（2）基本培养基：葡萄糖 10g，酵母粉 0.5g，$MgSO_4 \cdot 7H_2O$ 0.25g，$CaCl_2$ 0.1g，蒸馏水 1000mL，琼脂 20g。分装于 250mL 三角瓶，每瓶 50mL。110℃湿热灭菌 30min。

2. 试剂及器皿

（1）灭菌备用：0.85%生理盐水，10% $CaCl_2$ 溶液，10% K_2HPO_4 溶液，0.1mol/L

NaOH 溶液。

（2）其他：无菌水，消毒棉球，无菌空试管，灭菌吸管，无菌平板，新鲜生鸡蛋，10mL 无菌注射器，玻璃刮铲，pH 试纸，经 2mm 筛的新鲜土样和恒温培养箱等。

【操作步骤】

一、有机磷细菌的分离

1. 用酒精消毒棉球擦净新鲜生鸡蛋的外壳，用无菌注射器从鸡蛋中抽取蛋黄置一无菌空试管中，加入等量的生理盐水充分摇匀，制成蛋黄液（注意不要将蛋清抽取出来）。

2. 用无菌吸管吸取 3mL 蛋黄液加入已溶化的细菌培养基中（培养基温度不宜过高，45℃左右加入蛋黄液较适宜），充分混匀后倒平板。

3. 待平板凝固后，用无菌水制备的土壤稀释液 0.1mL 均匀涂布于平板上。28℃培养 24～48h。可同时点接已知的解磷巨大芽孢杆菌作为阳性对照。

4. 当平板上某些菌落周围出现透明圈时，可根据透明圈的大小初步判断该单菌落所属的细菌分解卵磷脂能力的强弱。

二、无机磷细菌的分离

1. 磷酸钙盐培养基制备：在 10mL 的 10% $CaCl_2$ 中加入 1mL 10% K_2HPO_4，混合，出现大量白色沉淀。将此溶液全部倒入一瓶溶化好的基本培养基中，混匀，用 0.1mol/L NaOH 调节 pH 至 7.0，倒平板。

2. 等平板凝固后，加 0.1mL 土壤悬液，均匀涂布，28℃培养 7～10d。

3. 若平板上某些菌落周围出现透明圈，则说明该种细菌在生长过程中，产生有机酸或无机酸，使难溶性的磷酸钙盐转化为可溶性化合物。

4. 最后按常规的微生物无菌操作实验技术进行分离、纯化和鉴定。比如单菌落划线纯化，查伯杰细菌手册以及生理生化实验鉴定等。

【实验报告】

统计从土壤中分离出的有机磷和无机磷细菌的数量，并写出实验报告。

【思考题】

1. 从土壤中分离磷细菌的原理是什么？
2. 分离磷细菌有什么理论和现实意义？

实验十七　乙醇发酵及糯米甜酒的酿制

【目的要求】

掌握酵母菌发酵糖产生乙醇和酒曲发酵糯米配制糯米甜酒的原理和方法。

【实验器材】

1. **菌种**：酿酒酵母斜面菌种。

2. **培养基及其他**：酒精发酵培养基、甜酒曲、糯米、蒸馏水、无菌水、铝锅、三角瓶、电炉、牛皮纸、棉绳、蒸馏装置、水浴锅、振荡器、酒精比重计等。

【操作步骤】

一、酵母菌的乙醇发酵

1. **培养基**：配制好的发酵培养基分装入500mL三角瓶中，每瓶100mL，121℃湿热灭菌30min。

2. **接种和培养**：在培养24h的酿酒酵母斜面中加入无菌水5mL，制成菌悬液，并吸取1mL，接种于装有100mL培养基的500mL三角瓶中，一共接2瓶，其中1瓶于30℃恒温静止培养，另1瓶置30℃恒温振荡培养。

3. **酵母菌数目的计数**：每隔24h取样，用十倍比稀释法稀释后进行细胞计数（参阅微生物计数相关内容）。

4. **乙醇蒸馏及酒精度的测定**：取60mL已发酵培养3d的发酵液加至蒸馏装置的圆底烧瓶中，在水浴锅中85～95℃下蒸馏。当开始流出液体时，准确收集40mL于量筒中，用酒精比重计测量酒精度。

5. **品尝**：取少量一定浓度（30～40度）的酒品尝，体会口感。

二、糯米甜酒的酿制

1. **甜酒培养基制作**：称取一定量优质糯米（糙糯米更好）。用水淘洗干净后，加水量为米水比1∶1，加热煮熟成饭，或者糯米洗净后，用水浸透，沥干水后，加热蒸熟成饭，即为甜酒培养基。

2. **接种**：糯米冷却至35℃以下，加入适量的甜酒曲（用量按产品说明书）并喷洒一些清水拌匀，然后装入干净的三角瓶中或装入聚丙烯袋中。装量为容器的1/3～2/3，于中央掏空，在最上面再撒一些酒曲，塞上棉塞或扎好袋口，置25～30℃下培养发酵。

3. **培养发酵**：发酵2d便可闻到酒香味，开始渗出清澈液体，3～4d渗出液越来越多，此时，将洞填平，让其继续发酵。

4. **产品处理**：培养发酵至第7d取出，把酒糟滤去，汁液即为糯米甜酒原液，加入一定量的水，加热煮沸即成糯米甜酒。

注意事项：

（1）酿制糯米甜酒时糯米饭一定要煮熟煮透，不能太硬或未熟。

（2）米饭一定要凉透，至35℃以下才能拌酒曲，否则会影响正常发酵。

【实验报告】

1. 记录酵母菌的乙醇发酵过程和糯米配制糯米甜酒的发酵全过程，比较两种培养方法结果的不同，并解释其原因。

2. 记录糯米甜酒的外观、色、香、味和口感。

3. 撰写实验报告。

【思考题】

1. 为什么糯米饭温度要降至35℃以下拌酒曲，发酵才能正常进行?

2. 糯米培养基最初发酵时需要在中央挖洞，后来又需填平，这分别有什么作用?

实验十八　乳酸发酵和乳酸菌饮料的制作

【目的要求】

1. 学习从新鲜酸乳中分离纯化和鉴定乳酸菌的方法。

2. 掌握制作泡酸菜和乳酸菌饮料的原理和方法。

【基本原理】

在泡菜制作过程中，主要过程就是乳酸发酵。乳酸发酵是在厌氧条件下，某些微生物将己糖分解产生乳酸的作用。泡酸菜、酸奶及青储饲料的制作均是最常见的乳酸发酵。乳酸在这些制品中的作用主要是提供特殊风味，降低 pH 以抑制腐败细菌的生长。根据反应过程和产物的不同，有正型乳酸发酵和异型乳酸发酵两种，前者可用下式表示：

$$C_6H_{12}O_6 \xrightarrow{-4H} 2CH_3COCOOH \xrightarrow{+4H} 2CH_3CHOHCOOH$$

上述反应中产物只有乳酸。在高质量的泡菜、酸奶等乳酸发酵制品的制作过程中，正型乳酸发酵是主要的发酵过程。异型乳酸发酵的产物则较复杂，除产生乳酸外，还可产生乙醇、甲酸、乙酸、琥珀酸、甘油及二氧化碳和氢气等。不同的微生物可造成异型乳酸发酵的产物或各产物的比例不同，但通常所形成的乳酸约占发酵产物的40%，琥珀酸约占20%，乙酸、乙醇约占10%，其余约20%为气体。在乳酸发酵制品中，如异型乳酸发酵所占的比例较大，则其风味不纯正，而且由于产生的乳酸较少，产物较复杂，进而容易造成其他腐败微生物的生长。严格掌握操作程序标准，并为常见正型乳酸发酵细菌提供厌氧等环境，是增大正型乳酸发酵比例、提高产品质量的重要保证。当然，如果仅有正型乳酸发酵，产品的风味也会单调，但一般在乳酸发酵产品规范制作中由于发酵菌种多样，这种情况一般不会出现。

进行乳酸发酵的微生物主要是各种乳酸细菌。常见的乳酸发酵细菌有乳酸链球菌（Streptococus lactis）、胚芽乳杆菌（L. plantarum）、短乳杆菌（L. brevis）和肠膜明串珠菌（Leuconostoc mesenteroides）等。这些细菌都是厌氧或微需氧菌，在 pH 为5～6环境中能正常生长。除乳酸链球菌是长链或短链排列的小球菌外，其余均为无芽孢、革兰阳性、一般不能运动的杆菌。培养乳酸菌的培养基一般要加天然物质如酵母膏等才能保证其生长。

在制作酸泡菜时，加食盐可以促使含有已糖等营养的菜汁从组织中抽提出来，这种食盐溶液利用乳酸菌的生长来抑制其他微生物的生长。

【实验器材】

1. 植物发酵液乳酸菌培养基。胨化牛乳15g，酵母膏5g，葡萄糖10g，西红柿汁100g，吐温80 10mL，磷酸二氢钾2g，琼脂10g，蒸馏水100mL。将培养基0.07MPa灭菌15min。

2. 革兰染色液，10% H_2SO_4，2% $KMnO_4$，含氨的硝酸银溶液，滤纸条，试管，无菌吸管，试管，培养皿，三角瓶，厌氧罩，有旋盖的大罐头瓶，刀，菜板，萝卜，食盐，pH试纸，热开水，恒温水溶锅，酸度计，高压蒸汽灭菌锅，超净工作台，培养箱，酸乳瓶，BCG牛乳培养基，脱脂乳试管，脱脂乳粉或全脂乳粉，鲜牛奶，蔗糖，碳酸钙。

3. 嗜热乳酸链球菌（Streptococcus thermophilus）、保加利亚乳酸杆菌（Lactobacillus bulgaricus），乳酸菌种也可以从市场销售的各种新鲜酸乳或酸乳饮料中分离。

【操作步骤】

一、乳酸菌的分离纯化

1. 分离

方法1：取市售新鲜酸乳或泡制酸菜的酸液稀释至10^{-5}，取其中的10^{-4}、10^{-5} 2个稀释度的稀释液各0.1～0.2mL，分别接入BCG牛乳培养基琼脂平板上，用无菌涂布器依次涂布；或者直接用接种环蘸取原液平板划线分离，置40℃培养48h，如出现圆形稍扁平的黄色菌落及其周围培养基变为黄色者初步定为乳酸菌。

方法2：取泡菜制涂片，用革兰染液染色，油镜检查可见菌体呈G^+，无芽孢，细长的为乳酸杆菌，呈链状排列、G^-的菌为乳酸链球菌。

方法3：取泡菜发酵液5mL放于三角瓶，加25mL乳酸菌液体培养基，混匀，为稀释液Ⅱ，如此配制稀释液Ⅹ。将各稀释液分别取0.1mL于无菌培养皿中，倒15mL乳酸菌固体培养基于培养皿中，凝固后置25～28℃下培养，约4d后，管内出现白色小菌落，即为初步分离的乳酸菌。进一步以相关生理生化特征为主进行鉴定。

2. 鉴别

方法1：选取乳酸菌典型菌落转至脱脂乳试管中，40℃培养8～24h，若牛乳出现凝固，无气泡，呈酸性，涂片镜检细胞杆状或链球状（两种形状的菌种均分别选入），革兰染色呈阳性，则可将其连续传代4～6次，最终选择出在3～6h能凝固的牛乳管，作菌种待用。

方法2：取酸泡菜汁10mL于空试管中，加10% H_2SO_4 1mL，再加入2% $KMnO_4$溶液约1mL，此时乳酸转化为乙醛。取滤纸条于含氨的硝酸银溶液中浸湿，横跨在试管口上，慢慢加热试管至沸，挥发的乙醛使滤纸变黑，即证明发酵液有乳酸的生成。

二、乳酸发酵及检测

1. 发酵： 在无菌操作下将分离的 1 株乳酸菌接种于装有 300mL 乳酸菌培养液的 500mL 三角瓶中，40～42℃静止培养。

2. 检测： 为了便于测定乳酸发酵情况，实验分 2 组。一组在接种培养后，每 6～8h 取样分析，测定 pH。另一组在接种培养 24h 后每瓶加入 $CaCO_3$ 3g，以防止发酵液过酸导致菌种死亡，每 6～8h 取样，测定乳酸含量，记录测定结果。

三、乳酸发酵——酸泡菜的制作

1. 热开水配制 5% 食盐溶液 150～200mL，放凉待用。

2. 将萝卜洗净，切成带皮的小块，稍晾干后放入罐头瓶至瓶口 1.5cm 左右，再加食盐溶液至淹没萝卜块，此时液面距瓶口 0.5cm。拧上盖以隔绝空气，置 28～30℃培养 7～10d，观察有无气体产生及污染情况。

3. 结果检验：开盖后，可闻到微酸味，说明有乳酸发酵作用，品尝有酸泡菜特殊风味。用 pH 试纸测定，发酵液 pH 呈酸性。

四、乳酸菌饮料的制作

1. 将脱脂乳和水以 1:（7－10）（W/W）的比例，同时加入 5% 蔗糖，充分混合，于 80～85℃灭菌 15min，然后冷却至 35～40℃，作为制作饮料的培养基质。

2. 将纯种嗜热乳酸链球菌、保加利亚乳酸杆菌及两种菌的等量混合菌液作为发酵剂，均以 2%～5% 的接种量分别接入以上培养基质中即为饮料发酵液，亦可以市售鲜酸乳为发酵剂。接种后摇匀，分装到已灭菌的酸乳瓶中，每一种菌的饮料发酵液重复分装 3～5 瓶，随后将瓶盖拧紧密封。

3. 把接种后的酸乳瓶置于 40～42℃恒温箱中培养 3～4h。培养时注意观察，在出现凝乳后停止培养。然后转入 4～5℃的低温下冷藏 24h 以上。经此后熟阶段，达到酸乳酸度适中（pH 4～4.5），凝块均匀致密，无乳清析出，无气泡，获得较好的口感和特有风味。

4. 以品尝为标准评定酸乳质量，采用乳酸球菌和乳酸杆菌等量混合发酵的酸乳与单菌株发酵的酸乳相比较，前者的香味和口感更佳。品尝时若出现异味，表明酸乳污染了杂菌。比较项目见表 18－1。

注意事项：

（1）采用 BCG 牛乳培养基琼脂平板筛选乳酸菌时，注意挑取典型特征的黄色菌落，结合镜检观察，有利高效分离筛选乳酸菌。

（2）酸泡菜发酵过程中，要做到排气密封。如发现霉菌大面积污染，要清除后加食盐水并密封。在发酵时尽量避免食盐水腐蚀瓶盖。

（3）牛乳的消毒应掌握适宜温度和时间，防止长时间采用过高温度消毒破坏酸乳味。

(4) 制作乳酸菌饮料，应选用优良的乳酸菌，采用乳酸球菌与乳酸杆菌等量混合发酵，使其具有独特风味和良好口感。

(5) 经品尝和检验，合格的酸乳应在4℃条件下冷藏，可保存6~7d。作为卫生合格标准还应按相关规定进行检测，如大肠菌群检测等。

【实验报告】

1. 乳酸发酵过程、检测结果及结果分析。
2. 将发酵的酸乳品评结果记录于表18-1中。

表18-1 乳酸菌单菌及混合菌发酵的酸乳品评结果

乳酸菌类	品评项目					结论
	凝乳情况	口感	香味	异味	pH	
球菌						
杆菌						
球菌杆菌混合（1:1）						

【思考题】

1. 乳酸菌分离有何重要意义？
2. 发酵酸乳为什么能引起凝乳？
3. 为什么分离时宜采用多种培养基和不同的培养温度才能获得良好的效果？
4. 为什么采用乳酸菌混合发酵的酸乳比单菌发酵的酸乳口感和风味更佳？
5. 试设计一个从市售鲜酸乳中分离纯化乳酸菌的制作乳酸菌饮料的程序。

附：配制及检测方法

一、脱脂乳试管

直接选用脱脂乳液或按脱脂乳粉与5%蔗糖水1:10的比例配制，装量以试管的1/3为宜，115℃灭菌15min。

二、乳酸检测方法

1. 定性测定： 取酸乳上清液10mL于试管中，加入10% H_2SO_4 1mL，再加2% $KMnO_4$ 1mL，此时乳酸转化为乙醛，把事先在含氨的硝酸溶液中浸泡的滤纸条搭在试管口，微火加热试管至沸，若滤纸变黑，则说明有乳酸存在，这里因为加热使乙醛挥发的结果。

2. 定量测定

(1) 测定方法：取稀释10倍的酸乳上清液0.2mL，加至3mL pH 9.0的缓冲液中，再加入0.2mL NAD溶液，混匀后测定OD_{340nm}值为A_1，然后加入L(+) LDH 0.02mL，

D（-）LDH 0.02mL，25℃保温1h后测定OD_{340nm}值为A_2。同时用蒸馏水代替酸乳上清液作对照，测定步骤及条件完全相同，测出的相应值为B_1和B_2。

（2）计算公式：乳酸/g·$(100mL)^{-1}$ =（V×M×△ε×D）÷1000×ε×1×Vs

V：比色液最终体积（3.44mL）

M：乳酸的克分子重量（1mol/L = 90g）

△ε：（$A_2 - A_1$）-（$B_2 - B_1$）

D：稀释倍数（10）

ε：NADH在340nm吸光系数（$6.3\times10^3\times1\times mol^{-1}\times cm^{-1}$）

1：比色皿的厚度（0.1cm）

Vs：取样体积（0.2mL）

3. 酸乳的检查指标

（1）感观指标，酸乳凝块均匀细腻，色泽均匀无气泡，有乳酸特有的悦味。

（2）合格的理化指标，如脂肪≥3%，乳总干物质≥11.5%，蔗糖≥5.00%，酸度70～110°T，Hg＜0.01×10^{-6}mg/mL等。

（3）无致病菌，大肠菌群≤40个/100mL。

实验十九 三峡库区食用菌的菌种制作及生产

食用菌是百姓餐桌上常见的菜品，含有丰富的营养成分。其中平菇是当前我国及世界上人工栽培规模最大，总产量第一的菇类。本实验重点学习利用三峡库区农作物秸秆进行平菇规模化栽培的技术，以及学习食用菌菌种的制作原理和方法。平菇的菌种通常分三级：即母种（亦称一级斜面菌种）、原种（亦称二级种）和栽培种（亦称三级种）。

【目的要求】

1. 学习利用三峡库区农作物秸秆进行平菇规模化栽培的技术。
2. 学习食用菌菌种的制作原理和方法。
3. 学习食用菌菌种污染后的纯化方法。
4. 掌握防范菌种衰退常用的复壮措施。

【基本原理】

平菇在分类学上属于真菌界，担子菌亚门，伞菌目，白菇科，侧耳属。平菇富含蛋白质，味美鲜嫩，生长周期短，产量高，适应性广，可在多种农作物的秸秆、棉籽壳、废棉、稻草、玉米芯、木屑、甘蔗渣等生料或熟料上生长，生物效率达100%～200%。

食用菌菌种在保藏过程中易受到杂菌的污染，根据污染微生物种类和受污染程度，可采用不同的纯化措施，如覆盖培养法，限制培养法，基质菌丝纯化培养法和药物处理法等。

菌种衰退是指菌种在连续多代使用和保存过程中发生了变异。在菌种的生产性能尚未衰退之前，应及时采取防范措施，并定期从群体中找出尚未衰退的少数个体，以达到恢复菌种的优良性状的目的。菌种的复壮常用方法有：淘汰衰退个体、定期重新分离菌种等。

【实验器材】

1. 培养基： PDA 培养基。

2. 材料： 三峡库区农作物秸秆，如稻草、黄豆秆、胡豆秆、玉米秆，以及杂木屑、麦麸、小麦粒、玉米芯、棉籽壳、石膏、碳酸钙、葡萄糖、KH_2PO_4和$MgSO_4 \cdot 7H_2O$等。

3. 耗材和器皿： 食用菌套环、食用菌菌袋（聚丙烯）、耐高压橡皮筋、耐高压无纺布、菌种瓶、接种铲、接种针、无水乙醇、试管、平板、三角瓶、电炉和罐头瓶等。

4. 仪器： 灭菌锅、超净工作台、酒精灯、加湿器、温度计和湿度计等。

【操作步骤】

在无菌操作下使孢子在适宜的培养基上萌发，长成菌丝体而获得纯菌种的方法称为孢子分离法。其特点是菌丝菌龄短，因是有性繁殖产物，其菌丝生命力强。侵染病毒的菌类可用孢子分离法脱毒。在一般菌种分离中，一般采用多孢分离法。单孢分离法主要应用于食用菌的杂交育种。

一、种菇的选择

在生产中必须选择优良品系中的优良个体作分离材料。

二、孢子采集方法

1. 孢子弹射分离法： 它是利用孢子能自动弹射出子实体层的特性来收集孢子。收集孢子有以下几种不同的装置：

（1）钩悬法：在生产上，采集木耳、银耳孢子常用此法，伞菌也可采用此法。先将新鲜成熟的耳片用无菌水冲洗，然后用无菌纱布将水吸干，取一小片挂在灭菌的钩子上（伞菌则消毒后挂上），钩子的另一端挂在三角瓶口，瓶内装有培养基，在25℃下培养24h。孢子落到培养基上后，取出耳片，塞上棉塞继续培养，然后再转入试管中培养。

（2）整菇插种法：需用一套孢子收集器来收集孢子，将钟罩上的孔加上棉塞或包上6~8层纱布，放在垫有4~6层纱布的搪瓷盘上，纱布上放一培养器，内放一个不锈钢支架。把收集器包装好，灭菌备用。将菌幕未破裂的成熟子实体洗干净，用0.1%升汞溶液或0.25%的新洁尔灭浸泡2~3min，以杀死表面的杂菌。对于菌幕破裂、子实层已外露的子实体或无菌幕包裹的子实体，可用棉花蘸75%乙醇涂擦子实体表面消毒。按无菌操作要求移入孢子收集器，插在支架上，在适宜的温度中培养。2~3天后孢子散落在培养皿中，加入无菌水，用针筒吸取孢子液，接种在斜面培养基中央，置于22~26℃恒温箱中培养即可。

（3）贴附法：取一小块成熟的菌褶或小块菌盖，用溶化的琼脂或胶水、糨糊（需先灭菌）贴附在试管斜面的上方或培养皿皿盖上，经6~12h，待孢子落下后，立即将试管或培养皿中的培养基移到另一消毒过的空试管或培养皿中进行培养。

2. 孢子印分离法：取成熟子实体经表面消毒后，切去菌柄，将菌褶向下放置于灭过菌的有色纸上，在20~24℃静置一天，大量孢子落下形成孢子印，然后移少量孢子在试管培养基上培养。

3. 菌褶上涂抹法：将伞菌子实体用75%乙醇表面消毒，按无菌操作用接种环直接插入两片菌褶之间，轻轻地抹过褶片表面，然后用划线法涂抹于试管培养基上。

4. 单孢子分离法：进行单孢子分离后，在人工控制的条件下，使两个优良品系的单孢子进行杂交，从而培育出新品种。

（1）平板稀释法：挑取少许孢子在无菌水中形成悬浮液，取几滴涂于培养基上，用无菌玻璃三角架推平。经48~72h后，镜检孢子萌发情况。在单个孢子旁做好标记，将其转接到斜面上，待菌落长到1cm左右进行镜检，观察有无锁状联合，初步确定是否是单核菌丝。

（2）连续稀释法：挑取一定量孢子，经连续稀释后，直到每滴稀释液中只有一个孢子，然后滴入试管中保温培养。当发现单个菌落时，转到新试管中继续培养，并通过镜检以确定是否为单孢菌落。

三、母种（一级斜面菌种）的制作

1. 培养基配方：去皮马铃薯200g，葡萄糖20g，琼脂20g，水1000mL。

2. 制作方法

（1）将马铃薯去皮洗净，挖去芽眼，再切成薄片，称取200g放入铝锅内，加1000mL自来水，加热煮沸维持20min左右，煮至软而不烂为度。然后用双层纱布过滤，取其滤液并补充损失的水分，使滤液体积维持在1000mL，再加入20g琼脂，待琼脂溶化后，再加入20g葡萄糖，溶化混匀后装管。作为生产用菌种，还可以在上述培养基中加KH_2PO_4 3g，$MgSO_4 \cdot 7H_2O$ 0.5~1.5g，维生素B_1 10mg。

（2）装管后在121℃下灭菌30min。

（3）接种后放28℃条件下培养。

四、原种（二级种）及栽培种（三级种）的制作

原种是母种接种培养而成，一般用罐头瓶培养；栽培种是由原种接种而成的，可用罐头瓶培养，亦可用塑料袋培养。原种和栽培种制作方法基本相同，少量生产时两者的培养基配方也基本相同；大量生产栽培种时，栽培种的培养基配方往往与生产栽培料的配方相同或接近，以达到减少成本和逐渐驯化的目的。下面介绍几种常用制作方法及配方。

1. 木屑培养基

（1）配方：木屑78g，米糠或麦麸20g，葡萄糖（或蔗糖）1g，石膏1g，水

120～150mL。

（2）制法：选用阔叶树的木屑。忌用樟松柏等具有挥发性油脂的木屑。使用的木屑、米糠应该是新鲜的，不霉烂的。配制前筛除木块和树皮等。先将葡萄糖用水化开，然后将石膏或麦麸充分混合再与木屑拌匀。全部配料拌和均匀后，加入含有葡萄糖的水。水量视木屑种类而定，一般以配置好后的培养基用手握成团，手指间有水漏出而不下滴为宜。此时含水量为60%～65%。

2. 棉籽壳培养基

（1）配方：棉籽壳80.0g，米糠或麦麸18.0g，石膏1.5g，碳酸钙0.5g，水120g。

（2）制法：先将石膏和碳酸钙与米糠或麦麸拌匀，然后再和棉籽壳拌匀，边拌边加水使培养基含水量达60%为度，拌匀装瓶。

3. 麦粒培养基

（1）配方：小麦98.0g，石膏1.5g，碳酸钙0.5g。

（2）制法：将麦粒用清水洗净，浸泡一昼夜，使其充分吸水，次日捞出放入锅内煮，以麦粒煮熟而不烂，然后把石膏和碳酸钙均匀拌于麦粒中，装入菌种瓶，每瓶装量约干重150g。

4. 玉米粒培养基

（1）配方：玉米99.0g，石膏1.0g。

（2）制法：将玉米粒用清水淘洗，除去杂物及土粒、石块，清水浸泡一昼夜。锅内煮1h，以玉米粒熟而不烂为度。将玉米粒沥干拌入石膏粉。拌匀装瓶。

五、灭菌和接种

由于原种和栽培种培养基容量大，含杂菌亦多，因此灭菌的温度和时间要适当提高和延长。在1.5kg/cm^{2}压力下灭菌1h。

灭菌后的菌种瓶，置于无菌室或无菌箱内接种。一只母种斜面可接原种10～20瓶；一瓶原种（二级种）可转接栽培种50～60瓶。

六、培养管理

接种后立即转移到24～27℃培养室内，保持相对湿度65%。培养3～5d菌丝恢复生长，5～7d后菌丝开始伸入培养基内，此时要全面检查一次，发现杂菌和虫害应及时淘汰，待菌丝体长满全瓶后即可转接栽培种或用于生产。若暂时不用，应置于低温下保存，以免菌种衰老退化。

七、菌种的纯化培养

1. 细菌污染后的纯化培养

（1）限制培养法：将PDA培养基倒入无菌的平板中，趁培养基未凝固时，在平板中央倒入灭菌的不锈钢环（或玻璃杯）。环的一半嵌入培养基内，用接种铲取被细菌污染的食用菌菌种一小块，放入环中央，置25℃下培养。细菌生长限制在环内，而食用菌菌丝则越环生长到环外培养基上，挑取环外菌丝转接到 PDA 斜面培养基上，经培养即可得到纯化菌株。

（2）覆盖培养法：将 PDA 培养基倒入无菌平板内（厚度约 5mm），待凝固后，用无菌手术刀在平板中央挖出一块培养基，但底部要留一薄层培养基，形成一小凹槽，用接种铲将污染细菌的食用菌菌丝块接入凹槽内。25℃培养，待菌丝生长后，溶化 PDA 培养基，在培养基将凝而尚未凝时，倾注一层 PDA 培养基覆盖在长出的菌丝上，但勿溢出凹槽。待菌丝生出培养基表面一定长度后，挑取尖端菌丝转接于 PDA 斜面培养基上，25℃下培养，即可得纯化菌株。

2. 霉菌污染后的纯化方法

（1）基质菌丝纯化培养法：向一支污染霉菌的食用菌斜面菌种喷雾 5% 来苏尔。用 75% 酒精棉球擦拭试管，然后用小砂轮从斜面上部切断试管。用接种铲无菌操作斜面培养基背面的菌丝转管培养，或者整块取出已污染霉菌的斜面，置无菌平板内，用 1% 升汞液浸泡 1 ~ 2min，用无菌水多次冲洗后，再用无菌滤纸吸干，将培养基从中部掰开，从断面上取表层培养基以下的菌丝进行转管培养，即可提纯。

（2）药物处理法：在溶化的 PDA 培养基内加入 5 ~ 10ppm 多菌灵或药用灰黄霉素，然后把培养基倾入无菌平板，待凝固后，接入已污染霉菌的食用菌菌丝，再适温培养，霉菌菌丝不生长。将生长的食用菌菌丝转接入 PDA 斜面培养基上，经多次转管，方可达到纯化菌种的目的（注意：木耳对抗霉菌剂比较敏感，一般不采用此法）。

八、菌种的复壮

1. 淘汰已衰退的个体

（1）严格无菌操作，将待复壮斜面菌种中的菌丝体刮下，放入 100mL 放玻璃珠的无菌三角瓶中，充分摇匀振荡，使菌丝分散。

（2）用无菌注射器（不带针头）吸取 10mL 菌丝液，注入盛有 90mL 无菌水的细颈瓶中，充分摇匀，供接种用。

（3）将溶化的 PDA 培养基倒入无菌平板中，待凝固后，用无菌吸管向每个平板接入 2 ~ 3 滴菌丝液，无菌操作以玻璃刮铲涂抹菌丝液，使其均匀分散在平板上。

（4）置平板于 24 ~ 25℃下恒温培养，等菌丝生长到一定长度后，从中挑取健壮的菌丝转接到 PDA 斜面培养基中培养。

（5）待菌丝长满斜面，经测定生长速度，观察长势，镜检菌丝，进行出菇试验等，证明符合原菌种性状后，即可用于生产。

2. 定期重新分离菌种：在生长上使用的菌种，一般 1 ~ 2 年分离一次，以起到复壮的作用。通常利用组织分离法进行复壮。有子实体组织分离法和菌核组织分离法。另外，也可采用孢子分离法复壮。

不论采用哪种方法，都应挑选形态等性状与原来菌种性状相同的子实体。新分离的菌种，必须经过试验，性能符合要求后，方能用于生产。

九、平菇的栽培方法与步骤

（一）室内栽培

栽培平菇的房间要有一定的散射光，能保温保湿，可通风换气，地面平整光滑，周围环境清洁卫生，门窗装有防虫的尼龙纱。

1. 品种选择：应根据接种季节、栽培场所、培养料种类、栽培方式及市场要求等选择适宜品种。秋冬宜用中、低温型品种，早春宜用中温型品种，春末夏初宜用中、高温型品种，夏秋宜用高温型品种。

2. 生产季节：利用自然气温生产平菇，一般中、低温型品种在7月下旬至8月上中旬制原种，8月中下旬至9月上中旬制生产种；中温型品种在11～12月制原种，次年1～2月制生产种；高温型品种在3～4月制原种，4～5月制生产种。平菇可利用不同温型的品种，实现周年生产。

3. 培养料的选择、配方与处理

（1）培养料的选择：培养料可以就地取材，采用棉籽壳、玉米芯、豆秆粉、锯木屑、稻草、麦秆等，其中以棉籽壳最好。使用前，棉籽壳应在日光下晒1～2天，不能使用霉烂变质的。生料栽培拌料时，可加入多菌灵或高锰酸钾等药剂防污染，但加入的药剂浓度过高，可能会对平菇菌丝造成药害。实验表明，在平菇生料中加入0.1%的多菌灵、0.1%的托布津或0.1%～5%的高锰酸钾溶液可较好地防治杂菌污染，而且对菌丝无不良影响，但在培养料中加入过氧乙酸和甲醛溶液防污染效果差，且对平菇菌丝生长有抑制作用。

（2）培养料的配方：由于平菇培养料的来源很广，因此，主料与辅料的配法也多种多样。

1）棉籽壳培养料：①棉籽壳100%；②棉籽壳95%，豆饼粉（菜饼粉）5%；③棉籽壳95%，过磷酸钙2%，石膏3%；④棉籽壳80%，麸皮或米糠20%。培养料含水量为65%～70%。

2）稻草培养料：①稻草粉80%～90%，米糠或麦麸10%～20%；②稻草粉98%，糖1%，石膏1%；③稻草95%，豆饼粉（菜籽饼）5%。稻草中含有很多鬼伞菌等杂菌，可用开水煮20～30min，也可用1%～3%石灰水浸泡1～2天，然后用清水冲洗使其pH为8，沥干，加入其他材料。

3）玉米芯培养料：玉米芯碎块60%，米糠或麦麸36%，石膏1%，尿素0.2%，过磷酸钙2%。

4）锯木屑培养料：锯木屑78%，麦麸或米糠20%，蔗糖1%，石膏1%。

5）甘蔗渣培养料：甘蔗渣70%，麦麸或米糠28%，石膏2%。

6）其他：稿秆培养料可采用小麦秆、玉米秆、麦壳、向日葵秆、花生壳及山茅草等稿秆中的一种或两种，甚至多种材料组成，并制成糠粉或切成4～8cm长的材料。其中稿秆糠75%～85%，麦麸或米糠10%～20%，蔗糖1%，尿素0.5%，过磷酸钙2%，石膏1%。

4. 上料、播种

（1）床栽：一般床架式栽培可采用生料栽培，将配制好的培养料铺上菇床，逐层铺料，料厚10～15cm，可采用穴播，穴距为8～12cm，在料表面层应撒一层菌种，然后弄平料面，加盖薄膜。

（2）块栽：菌砖用长方形的木模制成，砖大小为90cm×50cm×12cm。具体操作方法为：在模子下铺塑料薄膜，在模子内铺入培养料和菌种，可采用层播法，一层料再铺上一层菌种，可铺多层，也可混播，将料与菌种混合后铺入模子。通常用种量常为干料质量的10%～15%。每个菌砖之间应留有5～8cm的距离，以利于通风透气，使菌丝易萌发并吃料生长。

（3）塑料袋栽：适于熟料栽培。高压灭菌可采用聚丙烯塑料袋，常压灭菌可用聚乙烯薄膜。塑料袋长49cm，宽15～16cm，装料可采用装袋机。袋两头开口的，应套塑料环，用棉花塞封口，然后用牛皮纸、防水纸或塑料薄膜包扎系紧，灭菌后接种，在菌丝培养室培养。用塑料袋进行生料栽培，以两头开口为好，便于通风透气，定点出菇。装袋先从一端开始，封口后先放一层菌种，再放一层培养料并压实。装料达袋的一半时，又放一层菌种，再装满培养料，再播一层菌种压实，用木棒在料中央插一空洞，袋口用塑料环套好，封口。气温高时，则松散直立放置，切勿堆积，以防发热高温烧坏菌种。待袋温稳定后，再多层叠放呈墙形。平菇袋栽可采用覆土栽培，覆土可减少虫害，提高产量和品质。土质可选择微酸性的沙壤土，土壤要求疏松、肥沃、通气，使用前可用甲醛消毒，闷一天后再用。当菌丝长满菌袋，培养料变紧实后脱袋覆土，或在菌袋出2～3批菇后脱袋覆土。

（4）箱栽：可采用清洁的塑料箱、旧木箱、包装纸箱、竹箱或其他材料编制的筐子来栽培。先在箱内铺塑料薄膜，再装入调配好的培养料后播种，采用穴播或层播，播后用薄膜保湿。采用此法栽培，便于搬动，可放到菌丝体或子实体生长适宜的温湿度场所。工厂化生产宜用箱栽，可先将箱子放入温度适宜的房间进行菌丝培养，然后再移入湿度较高、温度较低的人防地道或岩洞中，让子实体发育。箱筐在菌丝生长阶段可在地面上叠放。

（5）瓶栽：可采用750mL的玻璃菌种瓶或500mL的玻璃罐头瓶栽培。采用此法出菇快，出菇前可拔去棉塞，子实体从瓶口长出。但此法所用玻璃瓶的成本高，生产工艺比较烦琐，适用于菌种场的少量生产试验或家庭小规模栽培。

5. 发菌管理：播种后如料温持续上升，超过30℃，应加强通风降温，同时，要抖动盖在菌床和菌砖上的薄膜散热或将菌袋翻堆降温。还要经常检查培养料有无杂菌虫害。若发现有杂菌虫害，要及时处理；严重者，应将其移出培养室，喷施药剂，隔离培养。发菌后期，若温度过低，还应保温、升温，以保证菌丝的正常生长。经过20～30天培养后，菌丝长满培养料，提供适宜的外界环境条件，以刺激菌丝体扭结形成子实体原基。

6. 出菇管理：平菇现蕾后，应注意通风换气和增加湿度。采用菌砖、菌床等栽培的要掀开薄膜，采用菌袋的则要敞开两头，以利通风换气；可向地面、墙壁、空间喷水或采用增湿机以增加湿度，保持相对湿度 80% ~90%，切勿直接向幼小菌蕾喷水。随着子实体的长大，应增加菇房湿度，喷水应勤喷、轻喷并加强通风换气，保持空气新鲜、湿润。

7. **采收**：当平菇菌盖充分展开，颜色由深逐渐变浅，但孢子尚未弹射时，即可采收。适时采收，则菇体柔嫩，品质好，味道佳，产量也高；采收过早，菇体发育不足，产量低；采收过迟，菌盖干缩，菇柄坚硬，质量下降。采收后的平菇要去除菌柄基部的草屑或棉渣。

（二）室外阳畦栽培

室外阳畦栽培只要少量薄膜、棚席等即可栽培，成本低，而产量不低。该法因受外界气候影响较大，一般适于冬、春季栽培。在室外做成宽 70 ~ 100cm、深 10 ~ 20cm 的畦，长度可根据需要而定，畦底夯实，平整成龟背形。先沿畦壁 16cm 处垫一圈薄膜，再装料分层播种。为使培养料通气好，避免畦中央部位因通气不良，菌丝生长差，特别是当培养料过湿时，应每隔 33cm 留出 3cm 空位，这样过多水分也可流入小沟中。播种后将所垫薄膜向畦内将培养料包住，并覆盖稻草，这样气温低时可起到保温作用，过 20 天左右，菌丝长满后快现蕾时，将稻草和薄膜去掉，畦上用竹支架薄膜小拱棚，并盖草帘以阻挡阳光的直接照射，畦上还可搭一荫棚。其他管理方法与室内栽培相似。

【实验报告】

将实验结果写成报告。

【思考题】

1. 食用菌菌种分离纯化的原理是什么？常用的方法有哪些？
2. 对污染细菌或霉菌的食用菌菌种常采用哪些方法进行纯化？
3. 简述食用菌的菌种复壮原理和方法。

附录Ⅰ　常用染色液

1. 结晶紫染色液

A液：结晶紫2.5g，95%乙醇25mL。

B液：草酸铵1.0g，蒸馏水1000mL。

结晶紫研细溶于5%乙醇成A液，草酸铵溶入蒸馏水成B液，两液混合即成。

2. 卢戈碘液（革兰染色用）

碘1.0g，蒸馏水300mL。

碘化钾20g。

先将碘化钾溶于少量蒸馏水中，再加碘溶于碘化钾溶液中，溶时可稍加热，然后加足蒸馏水即可。

3. 沙黄染色液（革兰染色用）

沙黄20g，蒸馏水100mL。

4. 孔雀绿染色液（芽孢染色用）

孔雀绿5.0g，蒸馏水100mL。

先将孔雀绿研细，加少许95%乙醇溶解，再加入蒸馏水。

5. 姬姆沙染色液

天青Ⅱ曙红3.0g，天青Ⅱ0.8g。

甘油（CP）250mL。

甲醇（无丙酮）250mL。

6. 碘液染色液（酵母染色液）

碘2.0g，碘化钾4.0g，蒸馏水100mL。

7. 吕氏美兰染色液

A液：美兰0.3g，95%乙醇30mL。

B液：KOH 0.01g，蒸馏水100mL。

将分别配制的A液和B液混合即成。

8. 齐氏石炭酸复红染色液

A液：碱性复红0.3g，95%乙醇10mL。

B液：石炭酸5.0g，蒸馏水95mL。

将分别配制的A液和B液混合即成。

9. 杜氏黑素液（荚膜染色用）

黑素 10g，蒸馏水 100mL。

福尔马林（40% 甲醛）0. 5mL。

将黑素在蒸馏水中煮沸 5 分钟，加入福尔马林作防腐剂，用玻璃棉过滤。

10. 李夫森染色液（荚膜染色用）

饱和钾明矾液（20%）20mL。

单宁酸 10g，蒸馏水 10g。

95% 乙醇 15mL。

碱性复红的乙醇（95%）饱和液 3. 0mL。

上列各液依次混合即成。

11. 费氏及康氏染色液（鞭毛染色用）

A 液：丹宁酸（10% 的水溶液）18. 0mL，$FeCl_3 \cdot 6H_2O$（6% 的水溶液）6. 0mL。

B 液：A 液 3. 5mL，碱性复红（0. 5% 乙醇溶液）0. 5mL，福尔马林（40% 甲醛）2. 0mL，

浓 HCl 0. 5mL。

染色前 A 液及 B 液分别过滤后，即可用。

12. 刚果红染色液

刚果红 2mL，蒸馏水 100mL。

13. 石炭酸藻红染色液

藻红 1. 0g，石炭酸 5. 0g，蒸馏水 100mL。

14. 乳酸石炭酸棉兰染色液

石炭酸 10g，甘油 20mL。

乳酸 10mL，棉兰 0. 02g。

蒸馏水 10mL。

将石炭酸加入蒸馏水，加热溶解，再加入乳酸和甘油，最后加入棉兰，溶解即成。

15. 苏丹Ⅲ染色液

苏丹Ⅲ0. 05g，95% 乙醇 100mL。

16. 甘油明胶封片剂

蒸馏水 30mL，石炭酸每 100mL 甘油明胶中加 1. 0g，甘油 35. 0mL，明胶 5. 0g。

先将明胶于水中浸透，加热至 35℃，溶化后，再加入甘油及石炭酸拌和，用纱布过滤。

附录Ⅱ 常用培养基配制

1. 牛肉膏蛋白胨培养基（用于细菌培养）：牛肉膏 3g，蛋白胨 10g，NaCl 5g，水 1000mL，pH7.4～7.6。

2. 马铃薯培养基（PDA）（用于霉菌或酵母菌培养）：去皮马铃薯 200g，蔗糖（培养霉菌用蔗糖、酵母菌用葡萄糖）20g，水 1000mL。配制方法如下：将马铃薯去皮，切成 1～2cm^2的小块，放入 1500mL 的搪瓷杯中煮沸 10～15min，注意用玻棒搅拌以防糊底，然后用双层纱布过滤，取其滤液加糖，再补足至 1000mL，自然 pH。

3. 查氏培养基（蔗糖硝酸钠培养基）（霉菌培养）：蔗糖 30g，$NaNO_3$ 2g，K_2HPO_4 1g，$MgSO_4 \cdot 7H_2O$ 0.5g，KCl 0.5g，$FeSO_4 \cdot 7H_2O$ 0.1g，水 1000mL，pH7.0～7.2。

4. 高氏 1 号培养基（放线菌培养）：可溶性淀粉 20g，KNO_3 1g，NaCl 0.5g，$K_2HPO_4 \cdot 3H_2O$ 0.5g，$MgSO_4 \cdot 7H_2O$ 0.5g，$FeSO_4 \cdot 7H_2O$ 0.01g，水 1000mL，pH 7.4～7.6。配制时注意，可溶性淀粉要先用冷水调匀后再加入以上培养基中。

5. 马丁（Martin）培养基（用于从土壤中分离真菌）：K_2HPO_4 1g，$MgSO_4 \cdot 7H_2O$ 0.5g，蛋白胨 5g，葡萄糖 10g，1/3000 孟加拉红水溶液 100mL，水 900mL，自然 pH，121℃湿热灭菌 30min。待培养基溶化后冷却 55～60℃时加入链霉素（链霉素含量为 30μg/mL）。

6. LB（Luria-Bertani）培养基（细菌培养，常在分子生物学中应用）：双蒸馏水 950mL，胰蛋白胨 10g，NaCl 10g，酵母提取物（bacto-yeast extract）5g，用 1mol/L NaOH（约 1 mL）调节 pH 至 7.0，加双蒸馏水至总体积为 1L，121℃湿热灭菌 30min。

含氨苄青霉素 LB 培养基：待 LB 培养基灭菌后冷至 50℃左右加入抗生素，至终浓度为 80～100mg/L。

7. Hayflik 培养基（用于支原体培养）：牛心消化液（或浸出液）1000mL，蛋白胨 10g，NaCl 5g，琼脂 15g，pH7.8～8.0，分装每瓶 70mL，121℃湿热灭菌 15min，待冷却至 80℃左右，每 70mL 中加入马血清 20mL，25% 鲜酵母浸出液 10mL，15% 醋酸铊水溶液 2.5mL，青霉素 G 钾盐水溶液（20 万 U 以上）0.5mL，混合后倒平板。注意：醋酸铊极毒，需特别注意安全。

8. 麦氏（McCLary）培养基（醋酸钠培养基）：葡萄糖 0.1g，KCl 0.18g，酵母膏 0.25g，醋酸钠 0.82g，琼脂 1.5g，蒸馏水 100mL。溶解后分装试管，115℃湿热灭菌 15min。

9. 葡萄糖蛋白胨水培养基（用于 V－P 反应和甲基红实验）：蛋白胨 0.5g，葡萄糖 0.5g，K_2HPO_4 0.2g，水 100mL，pH 7.2，115℃湿热灭菌 20min。

10. 蛋白胨水培养基（用于吲哚实验）：蛋白胨 10g，NaCl 5g，水 1000mL，pH 7.2～7.4，121℃湿热灭菌 20min。

11. 糖发酵培养基（用于细菌糖发酵实验）：蛋白胨 0.2g，NaCl 0.5g，K_2HPO_4 0.02g，水 100mL，溴麝香草酚蓝（1%水溶液）0.3mL，糖类 1g。分别称取蛋白胨和 NaCl 溶于热水中，调 pH 至 7.4，再加入溴麝香草酚蓝（先用少量 95%乙醇溶解后，再加水配成 1%水溶液），加入糖类，分装试管，装量 4～5cm 高，并倒放入一杜氏小管（管口向下，管内充满培养液）。115℃湿热灭菌 20min。灭菌时注意适当延长煮沸时间，尽量把冷空气排尽以使杜氏小管内不残存气泡。常用的糖类，如葡萄糖、蔗糖、甘露糖、麦芽糖、乳糖、半乳糖等（后两种糖的用量常加大为 1.5%）。

12. TYA 培养基（用于厌氧菌培养）：葡萄糖 40g，牛肉膏 2g，酵母膏 2g，胰蛋白胨（bacto-typetone）6g，醋酸铵 3g，KH_2PO_4 0.5g，$MgSO_4 \cdot 7H_2O$ 0.2g，$FeSO_4 \cdot 7H_2O$ 0.01g，水 1000mL，pH 6.5，121℃湿热灭菌 30min。

13. 玉米醪培养基（用于厌氧菌培养）：玉米粉 65g，自来水 1000mL，混匀，煮 10min 成糊状，自然 pH，121℃湿热灭菌 30min。

14. 中性红培养基（用于厌氧菌培养）：葡萄糖 40g，胰蛋白胨 6g，酵母膏 2g，牛肉膏 2g，醋酸铵 3g，KH_2PO_4 5g，中性红 0.2g，$MgSO_4 \cdot 7H_2O$ 0.2g，$FeSO_4 \cdot 7H_2O$ 0.01g，水 1000mL，pH 6.2，121℃湿热灭菌 30min。

15. $CaCO_3$ 明胶麦芽汁培养基（用于厌氧菌培养）：麦芽汁（6 波美）1000mL，水 1000mL，$CaCO_3$ 10g，明胶 10g，pH 6.8，121℃湿热灭菌 30min。

16. BCG 牛乳培养基（用于乳酸发酵）：A 溶液：脱脂乳粉 100g，水 500mL，加入 1.6%溴甲酚绿（B.C.G）乙醇溶液 1mL，80℃灭菌 20min。B 溶液：酵母膏 10g，水 500mL，琼脂 20g，pH 6.8，121℃湿热灭菌 20min。以无菌操作趁热将 A、B 溶液混合均匀后倒平板。

17. 乳酸菌培养基（用于乳酸发酵）：牛肉膏 5g，酵母膏 5g，蛋白胨 10g，葡萄糖 10g，乳糖 5g，NaCl 5g，水 1000mL，pH 6.8，121℃湿热灭菌 20min。

18. 乙醇发酵培养基（用于乙醇发酵）：蔗糖 10g，$MgSO_4 \cdot 7H_2O$ 0.5g，NH_4NO_3 0.5g，20%豆芽汁 2mL，KH_2PO_4 0.5g，水 100mL，自然 pH。

19. 柯索夫培养基（用于钩端螺旋体培养）：优质蛋白胨 0.4g，NaCl 0.7g，KCl 0.02g，$NaHCO_3$ 0.01g，CaCl 0.02g，KH_2PO_4 0.09g，NaH_2PO_4 0.48g，蒸馏水 500 mL，无菌兔血清 40mL。制法：除兔血清外的其余各成分混合，加热溶解，调 pH 至 7.2，121℃湿热灭菌 20min，待冷却后，加入无菌兔血清，制成 8%血清溶液，然后分装试管（5～10mL/管），56℃水浴灭活 1h 后备用。

20. 豆芽汁培养基：黄豆芽 500g，加水 1000mL，煮沸 1h，过滤后补足水分，121℃湿热灭菌后存放备用，此即为 50%的豆芽汁。

用于细菌培养：10%豆芽汁 200mL，葡萄糖（或蔗糖）50g，水 800mL，pH 7.2～7.4。

用于霉菌或酵母菌培养：10%豆芽汁200mL，糖50g，水800mL，自然pH。霉菌用蔗糖，酵母菌用葡萄糖。

21. RCM培养基（强化梭菌培养基，用于厌氧菌培养）：酵母膏3g，牛肉膏10g，蛋白胨10g，可溶性淀粉1g，葡萄糖5g，半胱氨酸盐酸盐0.5g，NaCl 3g，NaAc 3g，水1000mL，pH 8.5，刃天青3mg/L，121℃湿热灭菌30min。

22. 复红亚硫酸钠培养基（远藤培养基，用于水体中大肠菌群测定）：蛋白胨10g，牛肉浸膏5g，酵母浸膏5g，琼脂20g，乳糖10g，$K_2HPO_4$0.5g，无水亚硫酸钠5g，5%碱性复红乙醇溶液20mL，蒸馏水1000mL。制作过程：先将蛋白胨、牛肉浸膏、酵母浸膏和琼脂加入900mL水中，加热溶解，再加入K_2PO_4，溶解后补充水至1000mL，调pH至7.2~7.4。随后加入乳糖，混匀溶解后，于115℃湿热灭菌20min。再称取亚硫酸钠至一无菌空试管中，用少许无菌水使其溶解，在水浴中煮沸10min后，立即滴加于20mL 5%碱性复红乙醇溶液中，直至深红色转变为淡粉红色为止。将此混合液全部加入到上述已灭菌的并仍保持溶化状态的培养基中，混匀后立即倒平板，待凝固后存放冰箱备用，若颜色由淡红变为深红，则不能再用。

23. 乳糖蛋白胨半固体培养基（用于水体中大肠菌群测定）：蛋白胨10g，牛肉浸膏5g，酵母膏5g，乳糖10g，琼脂5g，蒸馏水1000mL，pH 7.2~7.4，分装试管（10mL/管），115℃湿热灭菌20min。

24. 乳糖蛋白胨培养液（用于多管发酵法检测水体中大肠菌群）：蛋白胨10g，牛肉膏3g，乳糖5g，NaCl 5g，蒸馏水1000mL，1.6%溴甲酚紫乙醇溶液1mL。调pH至7.2，分装试管（10mL/管），并放入倒置杜氏小管，115℃湿热灭菌20min。

25. 三倍浓乳糖蛋白胨培养液（用于水体中大肠菌群测定）：将乳糖蛋白胨培养液中各营养成分扩大3倍加入1000mL水中，制法同上，分装于放有倒置杜氏小管的试管中，每管5mL，115℃湿热灭菌20min。

26. 伊红美蓝培养基（EMB培养基，用于水体中大肠菌群测定和细菌转导）：蛋白胨10g，乳糖10g，$K_2HPO_4$2g，琼脂25g，2%伊红Y（曙红）水溶液20mL，0.5%美蓝（亚甲蓝）水溶液13mL，pH 7.4。制作过程：先将蛋白胨、乳糖、K_2HPO_4和琼脂混匀，加热溶解后，调pH至7.4，115℃湿热灭菌20min，然后加入已分别灭菌的伊红液和美蓝液，充分混匀，防止产生气泡。待培养基冷却到50℃左右倒平皿。如培养基太热会产生过多的凝集水，可在平板凝固后倒置存于冰箱备用。在细菌转导实验中用半乳糖代替乳糖，其余成分不变。

27. 加倍肉汤培养基（用于细菌转导）：牛肉膏6g，蛋白胨20g，NaCl 10g，水1000mL，pH 7.4~7.6。

28. 半固体素琼脂（用于细菌转导）：琼脂1g，水100mL，121℃湿热灭菌30min。

29. 豆饼斜面培养基（用于产蛋白酶霉菌菌株筛选）：豆饼100g加水5~6倍，煮出滤汁100mL，汁内加入$KH_2PO_4$0.1%，$MgSO_4$0.05%，$(NH_4)_2SO_4$0.05%，可溶性淀粉2%，pH 6，琼脂2%~2.5%。

30. 酪素培养基（用于蛋白酶菌株筛选）：分别配制A液和B液。A液：称取Na_2

$HPO_4 \cdot 7H_2O$ 1. 07g。干酪素 4g，加适量蒸馏水，并加热溶解。B 液：称取 KH_2PO_4 0. 36g，加水溶解。A、B 液混合后，加入酪素水解液 0. 3 mL，加琼脂 20g，最后用蒸馏水定容至 1000mL。

酪素水解液的配制：1g 酪蛋白溶于碱性缓冲液中，加入 1% 的枯草芽孢杆菌蛋白酶 25mL，加水至 100mL，30℃水解 1h。用于配制培养基时，其用量为 1000mL 培养基中加入 100mL 以上水解液。

31. 细菌基本培养基（用于筛选营养缺陷型）：$Na_2HPO_4 \cdot 7H_2O$ 1g，$MgSO_4 \cdot 7H_2O$ 0. 2g，葡萄糖 5g，NaCl 5g，$K_2HPO_4$1g，水 1000mL，pH 7. 0，115℃湿热灭菌 30min。

32. YEPD 培养基（用于酵母原生质体融合）：酵母粉 10g，蛋白胨 20g，葡萄糖 20g，蒸馏水 1000mL，pH 6. 0，115℃湿热灭菌 20min。

33. YEPD 高渗培养基（用于酵母原生质体融合）：在 YEPD 培养基中加入 0. 6mol/L 的 NaCl，3% 琼脂。

34. YNB 基本培养基（用于酵母原生质体融合）：0. 67% 酵母氮碱基，2% 葡萄糖，3% 琼脂，pH 6. 2。另一配方：葡萄糖 10g，$(NH_4)_2SO_4$ 1g，K_2HPO_4 0. 125g，$KHPO_4$ 0. 875g，KI 0. 0001g，$MgSO_4 \cdot 7H_2O$ 0. 5g，$CaCl_2 \cdot 2H_2O$ 0. 1g，NaCl 0. 1g，微量元素母液 1mL，维生素母液 1mL（母液均按常规配制），水 1000mL，pH 5. 8 ~ 6. 0。

35. YNB 高渗基本培养基（用于原生质体融合）：在 YNB 基本培养基中加入 0. 6mol/L NaCl。

36. 酚红半固体柱状培养基（用于检查氧与菌生长的关系）：蛋白胨 1g，葡萄糖 10g，玉米浆 10g，琼脂 7g，水 1000mL，pH 7. 2。在调好 pH 后，加入 1. 6% 酚红溶液数滴，至培养基变为深红色，分装于大试管中，装量约为试管高度的 1/2，115℃灭菌 20min。细菌在此培养基中利用葡萄糖生长产酸，使酚红从红色变成黄色，在不同部位生长的细菌，可使培养基的相应部位颜色改变。但注意培养时间太长，酸可扩散以致不能正确判断结果。

以上各种培养基均可配制成固体或半固体状态，只需改变琼脂用量即可，前者为 1. 5% ~ 2. 0%，后者为 0. 3% ~ 0. 8%。

附录Ⅲ 玻璃器皿及玻片洗涤法

一、玻片洗涤法

细菌染色的玻片，必须清洁无油，清洗方法如下：

1. 新购置的载片，先用2%盐酸浸泡数小时，冲去盐酸。再放浓洗液中浸泡过夜，用自来水冲净洗液，浸泡在蒸馏水中或擦干装盒备用。

2. 用过的载片，先用纸擦去石蜡油，再放入洗衣粉液中煮沸，稍冷后取出。逐个用清水洗净，放浓洗液中浸泡24h，控去洗液，用自来水冲洗。蒸馏水浸泡。

3. 用于鞭毛染色的玻片，经以上步骤清洗后，应选择表面光滑无伤痕者，浸泡在95%的乙醇中暂时存放，用时取出，用干净纱布擦去乙醇，并经过火焰微热，使残余的乙醇挥发，再用水滴检查，如水滴均散开，方可使用。

4. 洗净的玻片，最好及时使用，以免空气中飘浮的油污沾染，长期保存的干净玻片，用前应再次洗涤。

5. 盖片使用前，可用洗衣粉或洗液浸泡，洗净后再用95%乙醇浸泡，擦干备用，用过的盖片也应及时洗净擦干保存。

二、玻璃器皿洗涤法

清洁的玻璃器皿是得到正确实验结果的重要条件之一，由于实验目的不同，对各种器皿的清洁程度的要求也不同。

1. 一般玻璃器皿（如锥形瓶、培养皿、试管等）可用毛刷及去污粉或肥皂洗去灰尘、油垢、无机盐类等物质，然后用自来水冲洗干净。少数实验要求高的器皿，可先在洗液中浸泡数十分钟，再用自来水冲洗。最后用蒸馏水洗2~3次。以水在内壁能均匀分布成一薄层而不出现水珠，为油垢除尽的标准。洗刷干净的玻璃仪器烘干备用。

2. 用过的器皿应立即洗刷，放置太久会增加洗刷的困难。染菌的玻璃器皿，应先经121℃高压蒸汽灭菌20~30min后取出，趁热倒出容器内之培养物，再用热肥皂水洗刷干净，用水冲洗。带菌的移液管和毛细吸管，应立即放入5%的石炭酸溶液中浸泡数小时，先灭菌，然后再用水冲洗，有些实验，还需要用蒸馏水进一步冲洗。

3. 新购置的玻璃器皿含有游离碱，一般先用2%盐酸或洗液浸泡数小时后，再用水冲洗干净，新的载玻片和盖玻片先浸入肥皂水（或2%盐酸）内1h，再用水洗净，以软布擦干后浸入滴有少量盐酸的95%乙醇中，保存备用。已用过的带有活菌的载玻片或盖玻片可先浸在5%石炭酸溶液中消毒，再用水冲洗干净，擦干后，浸入95%乙醇中保存备用。

三、洗液的配制

通常用的洗液是重铬酸钾（或重铬酸钠）的硫酸溶液，称为铬酸洗液。其成分是：重铬酸钾60g，浓硫酸460mL，水300mL。配制方法为：重铬酸钾溶解在温水中，冷却后再徐徐加入浓硫酸（比重为1.84左右），配制好的溶液呈红色，并有均匀的红色小结晶。稀重铬酸钾溶液可如下配制：重铬酸钾60g，浓硫酸60mL，水1000mL。铬酸洗液是一种强氧化剂，去污能力很强，常用它来洗去玻璃和瓷质器皿的有机物质，切不可用于洗涤金属器皿。铬酸洗液加热后，去污作用更强，一般可加热到45～50℃，稀铬酸洗液可煮沸，洗液可反复使用，直到溶液呈青褐色为止。

主要参考书目

[1] 周德庆，徐德强．微生物学实验教程．第3版．北京：高等教育出版社，2013.

[2] 沈萍，陈向东．微生物学．第8版．北京：高等教育出版社，2016.

[3] 沈萍，陈向东．微生物学实验．第4版．北京：高等教育出版社，2007.

[4] 黄秀梨，辛明秀．微生物学实验指导．第2版．北京：高等教育出版社，2008.

[5] 刘慧．现代食品微生物学实验技术．第2版．北京：中国轻工业出版社，2017.

[6] 郝林，孔庆学，方祥．食品微生物学实验技术．第3版．北京：中国农业大学出版社，2016.

[7] 王贺祥．食用菌学实验教程．北京：科学出版社，2016.

[8] 杨新美．中国食用菌栽培学．北京：中国农业出版社，1996.

[9] 张松．食用菌学．广州：华南理工大学出版社，2000.

[10] 黄文芳，张松．微生物学实验指导．广州：暨南大学出版社，2003.